Prof. Dr. med. Dieter Wessinghage
Dr. med. Isolde Leeb

Arthrose

Arthrose

Prof. Dr. med. Dieter Wessinghage
Dr. med. Isolde Leeb

HIRZEL

Bibliografische Information der Deutschen Nationalbibliothek
Die Deutsche Nationalbibliothek verzeichnet diese Publikation in der
Deutschen Nationalbibliografie; detaillierte bibliografische Daten sind
im Internet unter http://dnb.-nb.de abrufbar.

5. Auflage erschienen 2004 beim Wort & Bild Verlag
6., aktualisierte und neu gestaltete Auflage erschienen
beim S. Hirzel Verlag

ISBN 978-3-7776-1585-1

© 2009 S. Hirzel Verlag
Birkenwaldstr. 44, 70191 Stuttgart
www.hirzel.de
Printed in Germany
Satz: Mediendesign Späth GmbH, Birenbach
Druck und Bindung: Bosch-Druck, Landshut
Umschlaggestaltung: ergo, Stuttgart, unter Verwendung eines
Bildes von Manchan/Getty Images

Inhalt

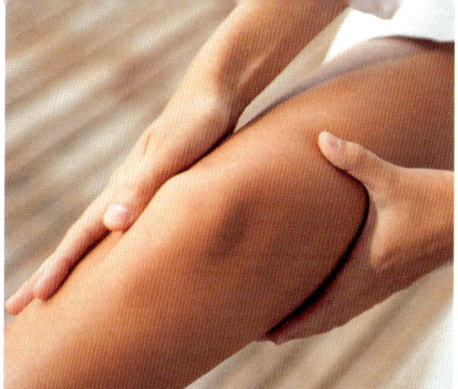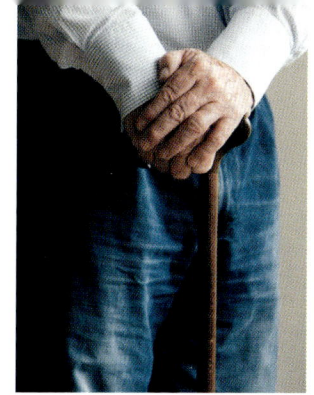

Inhalt

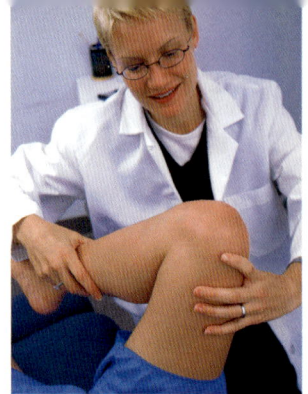
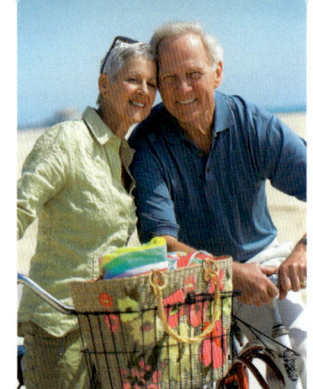

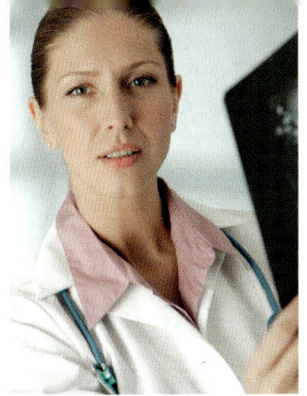

Inhalt

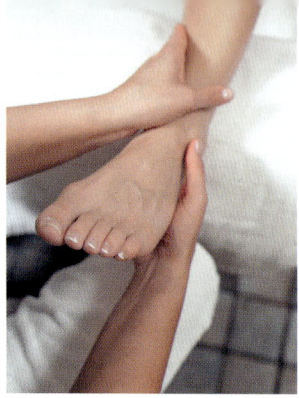

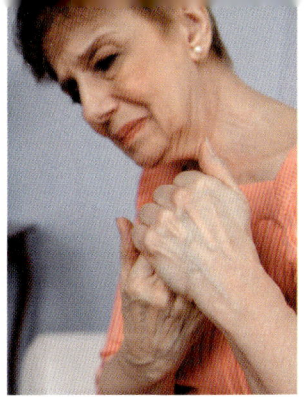

Inhalt

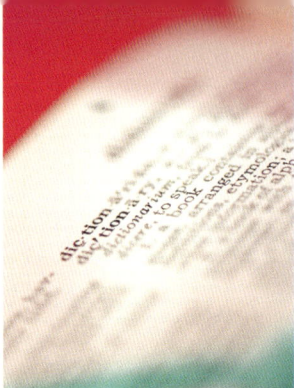

Vorwort zur 6. Auflage

Die Arthrose als Verschleißerkrankung der Gelenke ist eine der häufigsten Erkrankungen des Haltungs- und Bewegungssystems. Bei zunehmender Überalterung der Bevölkerung steigt auch das Risiko der Arthrose. So nimmt sie, bei Frauen wie bei Männern, in der zweiten Lebenshälfte erheblich zu.

Nach Angaben der Deutschen Rheumaliga leiden in Deutschland etwa fünf bis sechs Millionen Einwohner, darunter mehrere Hunderttausend Schwerbetroffener an dieser Erkrankung. Viele dieser Patienten mit Arthrosen unterschiedlicher Lokalisation stehen in ärztlicher Behandlung, und zwar vor allem bei Fachärzten für Orthopädie bzw. den Fachärzten für Orthopädie und Unfallchirurgie. Wichtig ist die frühe Erkennung der Veränderungen, damit dann durch rechtzeitig einsetzende Behandlungen unterschiedlicher Art versucht werden kann, schwereren Schäden vorzubeugen, sie zu verhindern oder hinauszuzögern. Jeder Betroffene sorgt sich zunehmend um die schmerzenden immer schlechter belastbaren Gelenke; zusätzlich droht über eine eingeschränkte Mobilität bis zur Immobilisation auch eine Einbuße an Lebensqualität. Die Bewegungsabnahme führt zu Übergewicht, das sich auf weitere Erkrankungen und deren Folgen, so des Herz-Kreislauf-Systems aber auch des Stoffwechsels – vor allem des Diabetes mellitus: die Zuckerkrankheit – negativ auswirkt. Abgesehen von dem persönlichen Leid eines jeden Arthrotikers ist die Arthrose in ihrer Gesamtheit auch eine große Belastung für unser Gesundheitssystem und damit auch für unsere Gesellschaft.

Orthopäden bzw. die Fachärzte für Orthopädie und Unfallchirurgie streben mit ihren Patienten gemeinsam an, das Leiden zu mindern und damit die Lebensqualität zu erhalten oder zu verbessern. Eine optimale Information durch den Arzt unterstützt die Behandlung nachhaltig. Gerade der kenntnisreiche Patient aber ist motiviert, seine Therapie mitzutragen, Risikofaktoren möglichst auszuschalten und sein geschädigtes Gelenk fortan »pfleglicher zu behandeln«. Aber – eine den Entwicklungsstadien der Arthrose angemessene Therapie ist weder »eine leichte

Übung«, noch ist sie »im Schnellverfahren« zu erreichen. Bringt sie eine spürbare – auch mit durch das Eigenengagement der Patienten bedingte – Besserung, so wird sie für den Erkrankten zu einer positiven Erfahrung. Diese ebnet ihm den Weg, sich mit der Erkrankung und den Konsequenzen auch weiterhin konstruktiv auseinanderzusetzen.

Der vorliegende Ratgeber, von zwei erfahrenen Orthopäden geschrieben und nunmehr in der 6. Auflage vorgelegt, gibt hier viele Anstöße. Er verschafft dem Leser einen lebendigen und anschaulichen Einblick in das Thema Arthrose mit all seinen »Schlagseiten«. Darüber hinaus möchte er Ängste, die oft auch vor der Therapie nicht Halt machen, abbauen helfen und den therapeutisch erreichbaren Gewinn vermitteln.

Eingangs des Buches werden Aufbau und Funktionsweise unserer Gelenke beschrieben und es wird erklärt, welch wichtige Rolle Knochen und Knorpel, Kapseln und Bänder, Muskeln und Sehnen für die Stabilität der Gelenke, ihren Halt also, aber auch für Bewegungsabläufe spielen. Diese aber sind voraussetzend und maßgebend für ein perfektes System, das jedoch durch das »Versagen« einzelner Komponenten erhebliche Beeinträchtigungen erleiden kann. Im nächsten Schritt geht es um das Krankheitsbild selbst, seine Risikofaktoren und die Möglichkeiten, dem Gelenkverschleiß vorzubeugen. Hierzu gehören regelmäßige, die Gelenke schonenden Bewegungen und das Vermeiden von Gelenküberbeanspruchungen durch Übergewicht und übermäßige körperliche Belastung. Anschließend führt Sie der Ratgeber durch das »Reich der Diagnostik« und lässt dann den ganzen Zug der konservativen Arthrosebehandlung, also die physikalischen, physiotherapeutischen und medikamentösen Maßnahmen an Ihrem inneren Auge vorbeiziehen. Danach stellt er Ihnen die wichtigsten operativen Verfahren einschließlich des künstlichen Gelenkersatzes vor.

Der zweite Teil des Buches befasst sich dann konkret mit den verschiedenen Gelenken des Körpers und geht der Frage nach, welche Therapie nach heutigem Informationsstand jeweils für welches Gelenk oder Gelenkgruppen bei Arthrose geeignet ist.

Abgerundet wird das Buch durch einen Ausflug in das Gebiet anderer Gelenk- und Bindegewebserkrankungen, die manchmal Anlass zur Verwechslung mit einer Arthrose geben können.

Darüber etwas genauer Bescheid zu wissen, verhilft dem Betroffenen auch zu einer besseren Einschätzung der eigenen Erkrankungssituation, und er dürfte sich im Gespräch mit dem behandelnden Arzt, wie auch bei der »Qual der Therapie« sicherer fühlen. Kompetente Diagnostik, Beratung und Therapie des Arztes sind heute mehr denn je gefragt – nach dem Motto: länger leben, fit und beweglich bleiben und das Leben genießen. Es zeigt sich aber auch, dass dem Betroffenen hier zunehmend die Rolle eines Partners zufällt.

Dieses Buch ist ein wichtiger Vermittler zwischen beiden.

Dr. med. Siegfried Götte
Präsident des Berufsverbandes der Fachärzte für Orthopädie und Unfallchirurgie e.V.

Zum Thema

Fallbeispiel

Margit E. ist vor kurzem 64 Jahre alt geworden. Seither ist sie Lohnbuchhalterin im Ruhestand und freut sich darüber, endlich etwas mehr Zeit für ihre Tochter und die zwei Enkel zu haben. Bisher war sie immer gesund gewesen. Seit einiger Zeit ist Frau E. aber etwas beunruhigt. Die ziehenden Schmerzen im rechten Knie, die auch früher schon von Zeit zu Zeit aufgetreten waren – die sie bisher jedoch nie besonders ernst genommen hatte –, sind nach einer längeren Autofahrt plötzlich wiedergekommen. Diesmal aber weit heftiger und länger anhaltend als sonst.

Nach dem Aussteigen aus dem Auto konnte sie kaum noch auftreten. Der Schmerz ließ nach einigen Schritten zwar etwas nach, verschwand aber nicht völlig. Am nächsten Morgen, beim Aufstehen aus dem Bett, spürte Frau E. denselben stechenden Schmerz im Kniegelenk. Und wieder musste sie sich erst »einlaufen« und an die Bewegungen gewöhnen, bis der Schmerz verschwand. Das Gelenk war ein wenig steif, fast wie blockiert. Jetzt nahm sie sich endlich vor, ihren Hausarzt aufzusuchen.

Bei Margit E. zeigen sich eindeutig die typischen Beschwerden einer beginnenden Kniegelenkarthrose, einer Verschleißerkrankung des Gelenks. Weltweit gehört der Gelenkverschleiß zu den häufigsten chronischen, d.h. langsam fortschreitenden Erkrankungen – ein schwacher Trost für Menschen, die täglich unter schlimmen Schmerzen leiden müssen. Doch Schmerzen gehören nicht zwangsläufig zum Krankheitsbild der Arthrose. Im Frühstadium bleibt sie oftmals über lange Zeit »stumm«.

Die Arthrose zählt zu den häufigsten chronischen Erkrankungen.

Arthrose ist keine moderne Zivilisationskrankheit, sondern eine Erkrankung, die die Menschheit schon immer begleitet hat. Bereits bei über 5 000 Jahre alten Skelettfunden aus Grabkammern ägyptischer Pharaonen finden sich die typischen Spuren des Gelenkverschleißes. Er ist einerseits Folge des normalen Alterungsprozesses, andererseits wird er durch falsche Gelenkbelastung und auch durch Veranlagung begünstigt.

Arthrose ist eine Erkrankung, die uns alle betrifft.

Wir alle müssen damit rechnen, eine Arthrose zu bekommen. Schätzungsweise zeigt bereits jeder zweite Deutsche über 35 Jahre erste Abnutzungserscheinungen an Gelenken, ab dem 60. Lebensjahr ist dann beinahe jeder betroffen. Am häufigsten erkranken die gewichtsbelasteten Knie- und Hüftgelenke, aber auch die Fuß-, seltener die Fingergelenke. Das Manko der Fußgelenke: Sie müssen im Verhältnis zu ihrer sehr kleinen Fläche ebenfalls enorm viel Last tragen.

Doch wie gesagt: Nicht jeder Gelenkverschleiß ist zwangsläufig mit Schmerzen und Bewegungseinschränkung verbunden. Eine Arthrose kann viele Jahre »ruhen« und keinerlei Probleme bereiten. Wenn allerdings Schmerzen auftreten, dann ist die Arthrose aktiviert, d. h. das Gelenk hat sich entzündet und sollte schnellstmöglich ärztlich behandelt werden.

Im Gegensatz zu einigen Erkrankungen, die den ganzen Körper in Mitleidenschaft ziehen (z. B. die Gicht), und die neben anderen Symptomen auch deutliche und der Arthrose durchaus ähnliche Gelenkbeschwerden hervorrufen können, spielt sich die Arthrose ausschließlich im Gelenk ab. Einmal entstanden, lässt sich der Gelenkverschleiß zwar nicht mehr vollständig heilen. Es gibt aber verschiedene Möglichkeiten, ihn fortan aufzuhalten, Folgeschäden zu verhindern und Beschwerden zu lindern.

Wenn die Erkrankung so schwer und fortgeschritten ist, dass sich der oder die Betroffene überhaupt nicht mehr schmerzfrei bewegen kann, besteht die Möglichkeit eines künstlichen Gelenkersatzes. Allein in Deutschland werden pro Jahr über 150 000 künstliche Hüftgelenke implantiert, am Knie sind es ca. 60 000.

Dieser Ratgeber erklärt ausführlich, wie Gelenkverschleiß entsteht, welche Risikofaktoren seine Entwicklung fördern und was Sie tun können, um Ihre Gelenke lange funktionstüchtig und dazu beschwerdefrei zu erhalten. Sie erfahren, wie es weitergeht, wenn der Arzt eine Arthrose festgestellt hat, welche Therapieformen es gibt und wann sie eingesetzt werden. Anleitungen zu ausgewählten gymnastischen Übungen für zahlreiche Gelenke runden das Behandlungsspektrum ab.

Wer unter einer schweren, sehr schmerzhaften Arthrose leidet und erwägt, sich ein künstliches Gelenk einsetzen zu lassen, findet wertvolle Informationen über Ziele und Risiken der Operation, die als Entscheidungshilfe dienen können. Ebenso liefert das Buch zahlreiche Hinweise und Tipps, worauf Sie nach einer Knie- oder Hüftoperation im Alltag achten sollten, damit das Ersatzgelenk lange funktionstüchtig bleibt.

Die Behandlungsmöglichkeiten der Arthrose sind vielfältig; der Gelenkersatz steht erst am Ende der Therapieskala.

Gelenke – Schauplatz der Arthrose

Mehr als hundert Gelenken verdanken wir die hervorragende Beweglichkeit unseres Körpers. Wenn sie nicht mehr richtig funktionieren und bei jeder Bewegung schmerzen, dann werden alltägliche Bewegungsabläufe wie Aufstehen, Gehen oder Treppensteigen immer beschwerlicher, quälend, ja schließlich fast unmöglich. Um besser zu verstehen, wie es überhaupt zur Arthrose kommt, erfahren Sie zunächst alles Wichtige über die Bau- und Arbeitsweise von Gelenken.

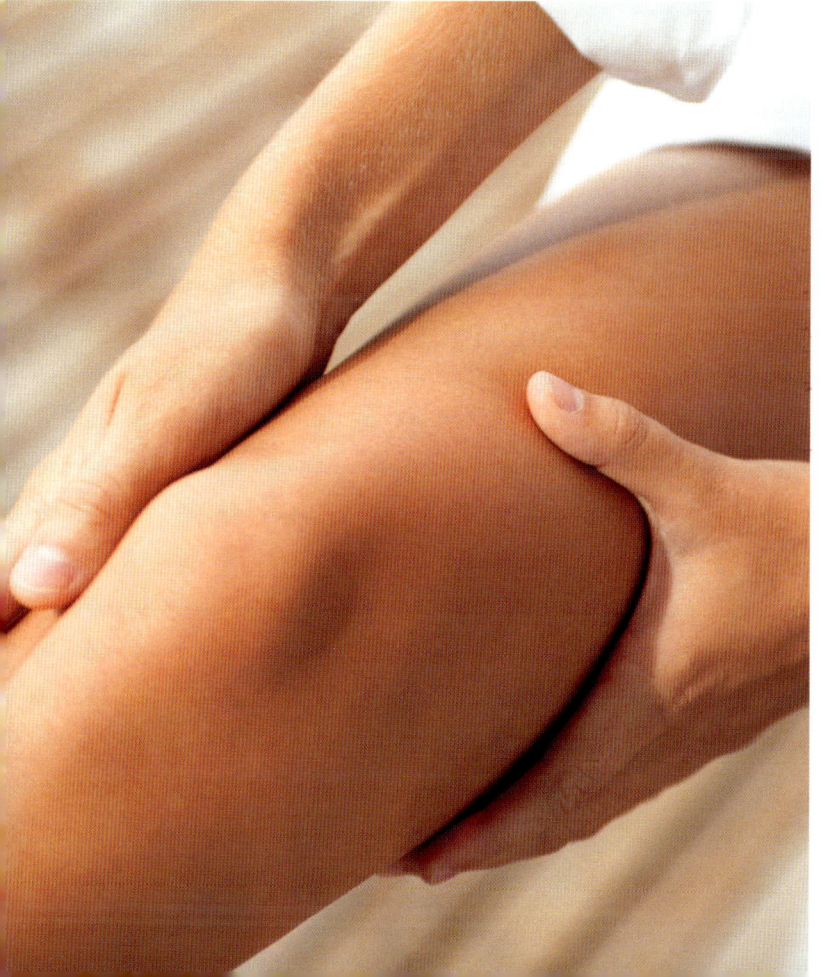

Wie sind Gelenke aufgebaut?

Gelenkkörper: Bindeglieder zweier Knochen

Gelenke verbinden
Knochen beweglich mit-
einander.

Ein Gelenk ist die bewegliche Verbindung zweier Knochen. Die beiden Knochenenden, die das Gelenk bilden – die Gelenkkörper –,
fügen sich als **Gelenkkopf** und **Gelenkpfanne** ineinander. Idealerweise passen sie wie Schlüssel und Schloss zusammen (s. Abb. 1a).
Diese Passgenauigkeit nennt man *kongruent* (übereinstimmend).

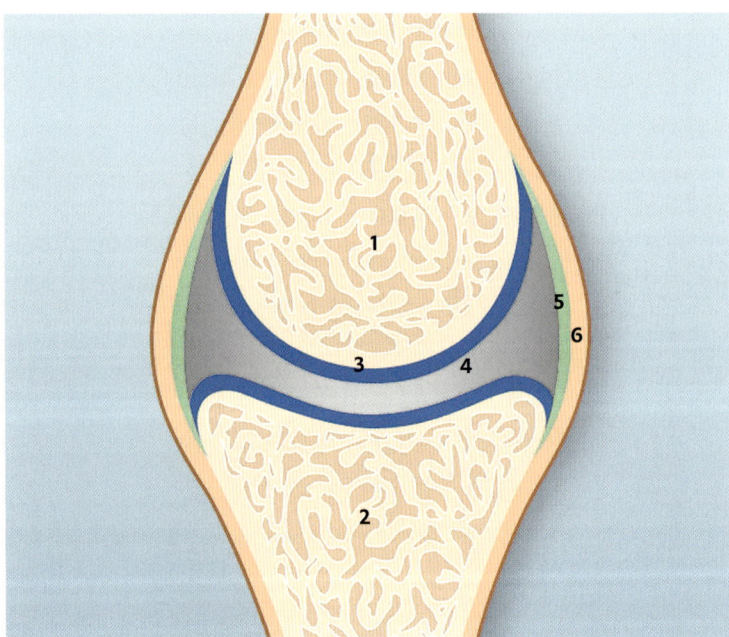

Abb. 1a   Bauprinzip Gelenk: Im Idealfall sind die Gelenkknochen spiegelbild-
lich geformt. Gelenkkopf (1) und Gelenkpfanne (2), beide von einer schützenden
Knorpelschicht (3) überzogen, werden durch den mit (nur wenig) Flüssigkeit
(Synovia) gefüllten Gelenkspalt (4) voneinander getrennt. Außen wird das
Gelenk von der Gelenkkapsel umgeben, die aus Gelenkinnenhaut (5)
und äußerer Gelenkhaut (6) besteht.

In unserem Körper hat das (gesunde) Hüftgelenk die beste Kongruenz. Seine Gelenkpfanne ist so tief ausgehöhlt, dass sich der rundlich geformte Oberschenkelkopf dort regelrecht hineinschmiegen kann.

Aber nicht alle Gelenkkörper besitzen solch eine gute Passform. Beim Kniegelenk beispielsweise wird sie erst durch zusätzliche Bauteile erreicht: Zwischen den Gelenkflächen liegen kleine elastische Knorpelstückchen, die wie Unterlegscheiben Unebenheiten

Manche Gelenkkörper passen gut, andere passen weniger gut zusammen.

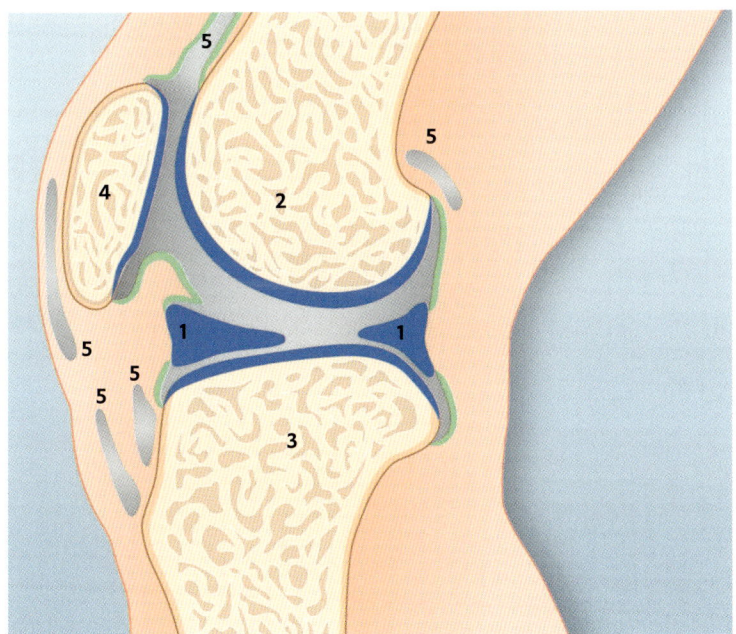

Abb. 1b   Kniegelenk seitlich: Gelenke mit schlechter Passform besitzen oft zusätzliche formverbessernde Bauteile aus Knorpel. So liegen im Kniegelenk z. B. zwei Menisken (1) zwischen Ober- (2) und Unterschenkelknochen (3), die für besseren Sitz und Dämpfung sorgen. Außerdem besitzt das Kniegelenk eine Kniescheibe (4) sowie zahlreiche Schleimbeutel (5) als gleitverbessernde Schichten zwischen Muskeln bzw. Sehnen und Knochen.

Gelenke – Schauplatz der Arthrose

Die Menisken im Kniegelenk bestehen aus Knorpel, dienen als Stoßdämpfer und gleichen Unebenheiten der Gelenkkörper aus.

ausgleichen, für den richtigen Sitz der Gelenkkörper sorgen und Belastungen wie ein Puffer abdämpfen. Weil diese Pufferscheiben wie ein Halbmond oder eine Apfelsinenspalte geformt sind, nennt man sie *Menisken* (*Meniskus* = griech. für Möndchen). Zwischen anderen Gelenkkörpern können die Puffer auch rund und tellerförmig sein, wie die Bandscheiben in der Wirbelsäule – dort heißen sie *Disken* (*Diskus* = Scheibe).

Die knöchernen Gelenkkörper verfügen über ein »luftig-leichtes«, trotzdem aber äußerst stabiles und tragfähiges **inneres Gerüst** – den **Schwammknochen** *(Spongiosa)*. Er besteht aus feinen Knochenbälkchen. Dazwischen befinden sich wie bei einem Schwamm viele kleine und kleinste Kanälchen. Die Knochenbälkchen verlaufen ähnlich den Stahlstreben eines Brückenpfeilers oder einer Stahlkonstruktion stets so, dass sie Zug- und Druckkräfte optimal auffangen können. Der Schwammknochen wirkt so recht zart, ist gleichzeitig aber sehr stabil. Trotz seiner Leichtbauweise bietet die »Architektur« des Schwammknochens größtmögliche Tragfähigkeit. Selbst starke Kräfte kann eine solche Gitterkonstruktion gut aufnehmen und auf den restlichen Knochen verteilen (s. Abb. 2).

Schwammknochen besitzt ein tragfähiges Gerüst aus Knochenbälkchen ...

... und enthält rotes Knochenmark, das für die Blutbildung sorgt.

Der Schwammknochen ist auch Ort der Blutbildung. In den winzigen Kanälchen zwischen dem Knochengitter liegt rotes Knochenmark – Bildungsstätte für lebenswichtige Blutzellen (rote Blutkörperchen für den Sauerstofftransport, weiße Blutkörperchen für die Infektionsabwehr und Blutstillung). Daher ist Schwammknochen von außerordentlich vielen feinsten Blutgefäßen, so genannten *Kapillaren*, durchzogen, die bis an die dünne Außenschicht des Knochens, die kompakte Rinde, heranreichen. Die **Knochenrinde** oder *Kompakta* ist wesentlich solider und dichter, also kompakter aufgebaut als der innere spongiöse (schwammartige) Bereich.

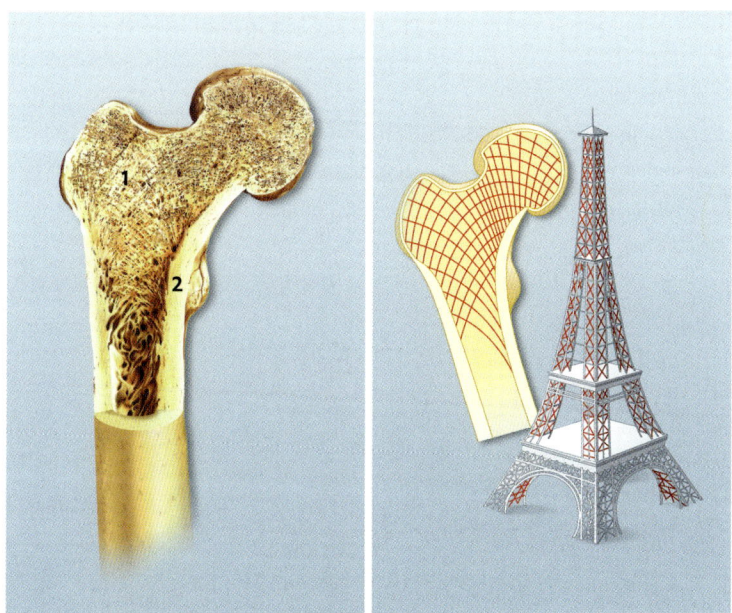

Abb. 2   Wie der Eiffelturm – mechanisch hochstabil
Gelenkknochen bzw. -körper, hier ein Längsschnitt durch den Oberschenkelknochen, verfügen über ein ganz spezielles inneres Gerüst: Es gleicht einer
Stahlkonstruktion. Die tragenden Knochenbälkchen (1) sind wie Stahlstreben
nach den Hauptbelastungslinien von Zug- und Druckkräften (s. rechts)
ausgerichtet. Dagegen ist die Rinde des Knochens (2) dicht und kompakt.

Alle Knochen werden von einer bindegewebigen Haut, der **Knochenhaut** (medizinisch: *Periost*) umhüllt. Sie erfüllt eine ganz wesentliche Funktion, ohne die der Knochen nicht existieren könnte:
Sie ernährt, reinigt und erneuert die Knochensubstanz. Auch sie ist
daher von zahlreichen Blutgefäßen durchzogen, die durch kleine
Öffnungen durch die kompakte Rinde ins Innere des Knochens
gelangen. Über diese Gefäße werden wichtige Aufbau- und Nährstoffe für den Knochenstoffwechsel angeliefert – neben Sauerstoff

Die Knochenhaut
ernährt den Knochen.

23

auch Mineralien wie Phosphate und Kalk. Abfallprodukte werden auf diesem Wege entsorgt. Von der Knochenhaut aus erfolgt auch die ständige Neubildung der Knochensubstanz. Knochen ist also nicht, wie häufig angenommen, ein starres oder »totes« Gewebe. Vielmehr ist er wie eine Dauerbaustelle einem ständigen Auf-, Um- und Abbau unterlegen: Bei Belastung und Gebrauch überwiegt der Aufbau und es werden verstärkt Mineralstoffe eingelagert. Dadurch erhält der Knochen mehr Festigkeit, wird dichter, härter und belastbarer. Auch Knochenbrüche oder -risse werden auf diese Weise repariert, indem neues Knochengewebe die Bruchstelle »kittet«.

Das Knochengerüst wird stabiler, wenn wir körperlich aktiv sind.

Wird der Knochen dagegen nicht gebraucht und liegt brach, dann wird Knochenmasse abgebaut – sozusagen als Sparmaßnahme des Körpers. Normalerweise ist diese Fähigkeit für die Skelettfunktion sehr wichtig, um sich an die jeweilige körperliche Beanspruchung anzupassen. Es gibt aber auch Situationen, in denen der Knochenauf- oder -abbau im Übermaß stattfindet und dann »ungesund« wird (s. Seite 42).

Bewegungsmangel kann dazu führen, dass Knochen »dünner« werden.

Gelenkknorpel: Pufferzone und Ursprungsort der Arthrose

Ohne besonderen Schutz würden die knöchernen Gelenkflächen bei jeder Bewegung aneinander reiben, dabei aufrauen und jedesmal ein bisschen mehr von ihrer Substanz verlieren. Dies zu verhindern, ist die Aufgabe des **Gelenkknorpels**. Er überzieht die beiden Gelenkflächen wie eine schützende Kappe und ist mit dem Knochengewebe eng verzahnt.

Der Gelenkknorpel dient als Schutzschicht für die Gelenkknochen.

So bildet der Knorpel eine zwar nur ein bis drei Millimeter dicke, aber dennoch äußerst effektive Schutzschicht auf dem Gelenkknochen. Wie Sie im nächsten Kapitel noch sehen werden, ist diese

Knorpelschicht der eigentliche Ursprungsort einer Arthrose und wird damit zum Dreh- und Angelpunkt der Erkrankung. Der folgende Abschnitt möchte Sie daher zunächst mit Aufbau und Funktion des Knorpelgewebes und seiner Nährstoffversorgung vertraut machen.

Woraus besteht Knorpel?

Mit bloßem Auge betrachtet erscheint der Gelenkknorpel als gleichmäßige, weiß-bläulich glänzende, völlig glatte Schicht, die keine besondere Struktur erkennen lässt. Er fühlt sich zwar elastisch an und nimmt Druck auch sehr gut auf, ist aber dennoch fast nicht verformbar.

Wie alle Gewebe des Körpers besteht Knorpel aus Zellen. Man nennt sie *Chondrozyten* (griech. *chondros* = Knorpel und *-zyt* = Zelle). Die Knorpelzellen haben mehrere Aufgaben: Zum einen sind sie im Jugendalter für das Knorpelwachstum zuständig, d.h. sie teilen und vermehren sich. Zum anderen produzieren sie die Knorpelgrundsubstanz, die *Matrix*, in der sie selbst wie locker eingestreut liegen.

In Abbildung 3 (s. Seite 26) sehen Sie, dass der Hauptteil der Knorpelmasse aus Knorpelgrundsubstanz besteht. Sie ist aus langen **Eiweißfasern** *(Kollagenfasern)*, **Eiweiß-Zucker-Verbindungen** *(Pvteoglykanen)* und reichlich **Wasser** zusammengesetzt. Insbesondere die Proteoglykane, dazu zählt z. B. die Substanz *Hyaluronsäure*, haben die besondere Eigenschaft, viel Wasser an sich zu binden und so dafür zu sorgen, dass der Knorpel zu einer Art »Wasserkissen« wird. Gefestigt und gestärkt wird dieses Kissen durch die straffen Kollagenfasern. Ihre arkadenförmige Anordnung hält das Knorpelkissen in Form und sorgt gleichzeitig für ein hohes Maß an Druck- und Zugfestigkeit.

Knorpelgewebe besteht aus Zellen, Stützfasern und einem großen Anteil Wasser – beim jungen Erwachsenen sogar bis zu 70 Prozent. Der Gelenkknorpel wird auch *hyaliner* Knorpel genannt (gr. *hyalos* = glasartig bzw. Glas), weil Licht durch hyalinen Knorpel wie durch mattes Glas hindurchscheint.

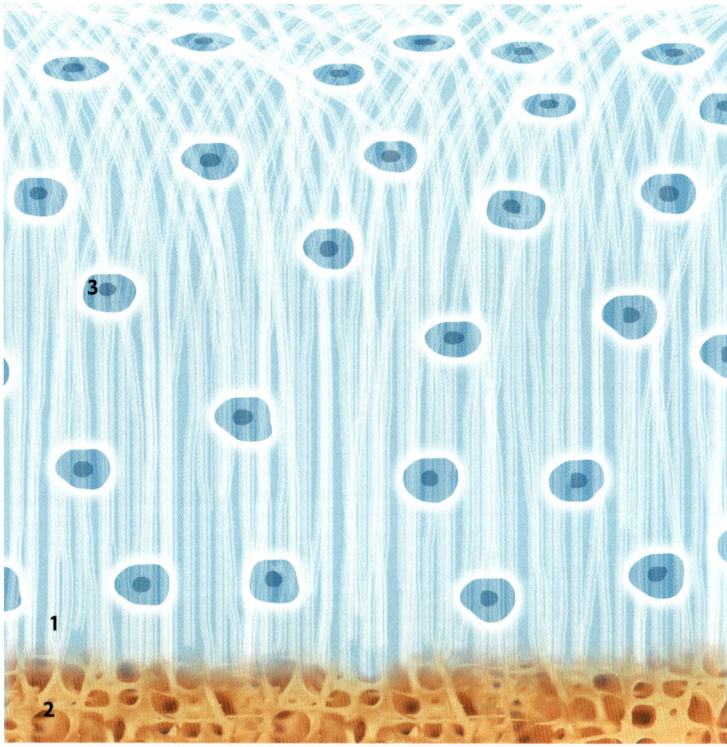

Abb. 3   Elastischer Puffer: Der Gelenkknorpel (1) ist als schützende Schicht mit dem Gelenkknochen (2) eng verzahnt. Die Knorpelzellen (3) liegen wie locker eingestreut in einer von ihnen selbst gebildeten, wasserreichen Grundsubstanz (Matrix). Zahlreiche eiweißhaltige Stützfasern sorgen mit ihrem arkadenförmigen Verlauf für gute Druck-, Zug- und Reißfestigkeit des Knorpels.

Gesunder Knorpel »erträgt« kurzzeitig Belastungen von mehreren Tonnen pro Quadratzentimeter.

Der wasserreiche und von den Kollagenfasern verstärkte Gelenkknorpel ist einem elastischen Puffer vergleichbar (s. Abb. 6 b, Seite 42): Wie ein Stoßdämpfer fängt er Druck ab und verteilt ihn über die restliche Knorpelfläche. So werden Druckkräfte gleichmäßig an den angrenzenden Knochen weitergegeben und punktuelle Spitzenbelastungen gemildert.

Hyalines Knorpelgewebe kann nicht nachwachsen

Knorpelgewebe ist wenig stoffwechselaktiv. Es wird nicht von Blutgefäßen versorgt, sondern nur über lose an- und abflutende Stoffe (*Diffusion*, s. Seite 28). Normalerweise teilen sich die Zellen der meisten Gewebe wie die Hautzellen ein Leben lang. Neben Wachstumsvorgängen werden so auch Regenerationsprozesse ermöglicht und Verletzungen oder andere Schäden können heilen. Die Teilungsfähigkeit der Knorpelzellen dagegen ist wegen der zuvor beschriebenen, geringen Stoffwechselaktivität begrenzt. Sie reduziert sich drastisch mit Abschluss des Körperwachstums, also etwa um das 20. Lebensjahr. Das bedeutet, dass Knorpel im Erwachsenenalter nicht mehr in erforderlichem Umfang nachwachsen kann, um Wunden und Beschädigungen zu reparieren. Die intakten Knorpelzellen bilden in solch einem Fall lediglich eine Art Ersatzgewebe. Hierbei handelt es sich um *Faserknorpel*, der zwar mehr stärkende Kollagenfasern enthält, aber auch weniger Wasser und damit längst nicht so gute Dämpfungs- und Puffereigenschaften aufweist wie das ursprüngliche Knorpelgewebe. Dieses »Manko« ist im Hinblick auf die Entwicklung einer Arthrose von ausschlaggebender Bedeutung (mehr dazu ab Seite 37).

Nach Ende der körperlichen Wachstumsphase büßt der Knorpel seine Regenerationsfähigkeit drastisch ein – Schäden können dann nicht mehr optimal heilen.

Ausgereifte Knorpelzellen können sich nach einer Schädigung zwar »regenerieren«, allerdings nur in dem Sinne, dass sie eine Art Ersatzgewebe bilden.

Ernährung trotz fehlender Blutversorgung

Lebensnotwendigen Sauerstoff, Vitamine, Mineralien und andere Nährstoffe erhalten alle Gewebe aus dem Blut. Abfallprodukte des Stoffwechsels – »Schlacken« – werden auf dem Blutweg entfernt. Auch der Knorpel ist auf eine entsprechende Ver- und Entsorgung angewiesen. Er selbst besitzt aber keine eigenen Blutgefäße und unterscheidet sich in dieser Hinsicht von allen anderen Körpergeweben. Die Stoffe müssen also auf einem anderen Weg transportiert werden. Diese Aufgabe übernimmt die **Gelenkflüssigkeit**, die *Synovia*. Sie füllt den Gelenkspalt, den Raum zwischen den Gelenkkörpern, aus und enthält alle wichtigen Stoffe, die von hier

Die Gelenkflüssigkeit enthält wichtige Nährstoffe für das Gelenk.

Die Nährstoffe werden erst durch Bewegung und Belastung des Gelenks optimal verteilt.

durch die Knorpelgrundsubstanz bis hin zu den Knorpelzellen sickern. Stoffwechselschlacken nehmen den entgegengesetzten Weg. Der Fachausdruck für diese Art der Ver- und Entsorgung heißt **Diffusion**. Um die Diffusion in Gang zu halten, ist es wichtig, dass Gelenke regelmäßig bewegt werden, damit der Knorpel im Wechsel be- und entlastet wird. Beides ist Voraussetzung für die Gesunderhaltung des Knorpelgewebes, d. h. für die beständige Nachlieferung frischer Gelenkflüssigkeit und ihre Verteilung im Gelenkspalt. Vitalstoffe müssen in den Knorpel wie in einen Schwamm regelrecht hineingewalkt und »Schlacken« herausgepresst werden.

Bei längerem Bewegungsmangel stimmt die Ernährung des Gelenks nicht mehr.

Ohne diese Bewegung und Belastung kann der Knorpel nicht ausreichend ernährt werden – kurzum: er »verhungert«. Dies ist auch der Grund, warum langfristiger Bewegungsmangel immer zur Schwächung des Gelenkknorpels führt, seine Lebensdauer einschränkt und schließlich die Funktionsfähigkeit des gesamten Gelenks gefährdet – ein wichtiger Aspekt, auf den wir wieder zurückkommen werden.

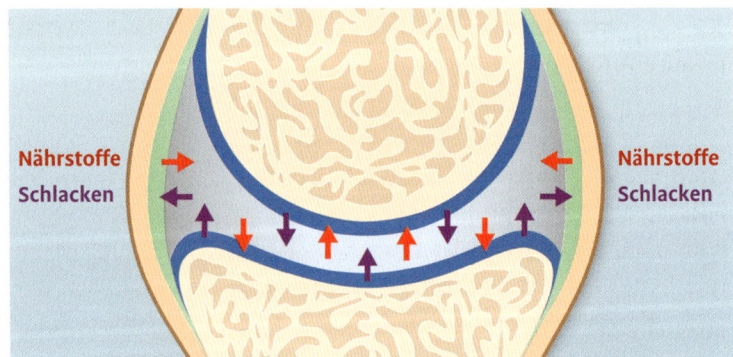

Abb. 4   Ver- und entsorgende Gelenkflüssigkeit: Die blutgefäßreiche Gelenkinnenhaut gibt Nährstoffe in die Synovia ab, die von hier ins blutgefäßlose Knorpelgewebe sickern *(Diffusion)*. Abfallstoffe bzw. »Schlacken« nehmen den entgegengesetzten Weg.

Gelenkkapsel und -bänder sorgen für Zusammenhalt und Stabilität

Die Gelenkkörper werden von einer bindegewebigen Kapsel umhüllt und zusammengehalten. Sie schließt den Gelenkspalt luftdicht ab. Die Gelenkkapsel besteht aus zwei Schichten (s. dazu Abb. 1 a, Seite 20):

→ der zarten Gelenkinnenhaut (Synovialmembran), die tapetenartig den Gelenkspalt auskleidet, sowie
→ der derben, äußeren Faserschicht, die das Gelenk wie eine Manschette umschließt.

Die **Gelenkinnenhaut**, die auch Gelenkschleimhaut oder *Synovialis* genannt wird, ist die Produktionsstätte der Gelenkflüssigkeit (der *Synovia*). Diese Flüssigkeit haftet wie ein dünner Film allen Strukturen innerhalb der Gelenkhöhle an und gewährleistet die Ernährung des Knorpels. Hierfür ist sie reichlich mit Blut- und Lymphgefäßen ausgestattet, über die die Nährstoffe in die Gelenkflüssigkeit gelangen und Schlacken entfernt werden (s. auch Abb. 4).

Die Gelenkflüssigkeit wird von der Gelenkinnenhaut gebildet und sorgt für die Ernährung …

Ihre andere, nicht weniger wichtige Aufgabe besteht darin, den Gelenkspalt gut zu »schmieren«, damit die Gelenkflächen leicht und reibungsarm aufeinander gleiten. Die Gelenkflüssigkeit wird deshalb auch als **Gelenkschmiere** *(Synovia)* bezeichnet. Bestimmte Inhaltsstoffe machen sie zäh *(viskös)* wie ein Gel, gleichzeitig aber auch schmierfähig wie ein Öl. Nur das richtige Mischungsverhältnis zwischen Nähr- und Schmierstoffen in der Gelenkflüssigkeit gewährleistet einen auf Dauer gesunden und glatten Knorpel und somit letztlich eine einwandfreie Gelenkfunktion. Verändert sich aus bestimmten Gründen die Zusammensetzung der Gelenkflüs-

… und für die »Schmierung« des Gelenks.

sigkeit, dann nimmt der Gelenkknorpel Schaden und eine Arthrose kann entstehen (s. nächstes Kapitel).

An der Gelenkkapsel setzen kräftige Bänder an, die das Gelenk zusammenhalten und führen.

Zurück zur Gelenkkapsel: Ihre zweite, äußere Schicht enthält, ähnlich wie Knorpel, zahlreiche kollagene Stützfasern, daher der Name **Faserschicht**. Ihnen verdankt die Kapsel ihre Festigkeit und Stabilität. Eine zusätzliche, äußere Verstärkung bietet ein aus festigenden, derben Faserzügen bestehender Halteapparat, der zu **Gelenkbändern** ausgebildet ist. Sie liegen der Kapselwand direkt an. Die Bänder haben die Aufgabe, das Gelenk so zu stabilisieren und zu führen, dass nur ganz bestimmte, seinem Aufbau und seiner Funktion angepasste Bewegungen möglich sind. Gelenkschädliche Bewegungen, die möglicherweise zu einem Verrutschen und Auskugeln der Gelenkkörper führen könnten, sollen sie verhindern.

Gelenke und Gelenkbänder werden von feinen Nervenbahnen durchzogen, die als Schmerzmelder dienen.

Sowohl in die Gelenkinnenhaut als auch in den Bandapparat sind viele kleine **Nervenendigungen** mit winzigen Sinnesorganen, den **Nervenkörperchen**, eingewoben. Sie reagieren empfindlichst auf Dehnung und Druck. Wie ein »Frühwarnsystem« melden die Nerven sofort jede gefährliche Dehnung der Bänder und lösen Schmerz aus. Außerdem sorgen sie für ein genaues und fein aufeinander abgestimmtes Zusammenspiel der Muskeln, die das Gelenk bewegen: Jede überschießende und für das Gelenk gefährliche Bewegung teilen sie bestimmten Muskelgruppen mit, die daraufhin mit einer gegensteuernden Reaktion antworten und die Bewegung abblocken. Melde- und Regulationsvorgänge dieser Art laufen im Allgemeinen unbewusst ab und können Verletzungen in vielen Fällen verhindern. Kommt es dennoch einmal zu einem Schaden, beispielsweise einem Bänder- oder Kapselriss, wird der auftretende (und dann oft sehr heftige) Schmerz ebenfalls über diese Nervenkörperchen vermittelt.

Muskeln, Sehnen und Nerven: die »Mitarbeiter«
der Gelenke

Die zahlreichen **Muskeln** unseres Körpers haben zum Teil sehr unterschiedliche Aufgaben: Während einige – wie die Rückenmuskeln – eine ganze Körperpartie stabilisieren, sorgen andere, z. B. die Augenmuskeln, dafür, dass rasche und feinste, genau aufeinander abgestimmte Bewegungen stattfinden.

Unabhängig von den einzelnen Anforderungen, die an die Muskulatur gestellt werden, gibt es immer mehrere Muskelgruppen, die gleichzeitig arbeiten und sozusagen »an einem Strang ziehen«. Man nennt sie *Synergisten* (griech. *syn* = zusammen mit, *ergos* = Arbeit). Häufig müssen auch ganze Muskelketten – mehrere aneinandergereihte, über benachbarte Gelenke hinwegziehende Muskeln – so zusammenwirken, dass sie einen komplexen Bewegungsablauf ermöglichen.

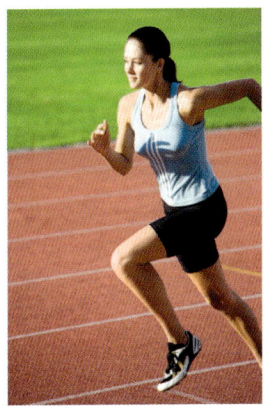

Die Muskulatur ist der »Motor« unserer Gelenke.

Aber es gibt nicht nur die Muskelsynergisten, die gleichsinnig arbeiten, sondern auch die *Antagonisten*, die »Gegenspieler«, die einer Bewegungsrichtung entgegenwirken. Sie sind für einen geordneten Bewegungsablauf mindestens genauso wichtig wie die Synergisten. Denn sie sorgen dafür, dass sich eine Bewegung nicht »übertrieben« auswirkt, sondern harmonisch und »rund« abläuft, indem sie in ihrer eigenen Muskelspannung langsam nachgeben und gleichzeitig die beabsichtigte Bewegung über die Kraft der Synergisten mehr und mehr zulassen.

Die Muskelkraft als solche, die durch komplizierte Stoffwechselvorgänge entsteht, wird oft von **Sehnen** auf den Knochen übertragen. Ein Muskel setzt in dem Fall nicht am Knochen direkt an, sondern ist über eine kraftvermittelnde Sehne mit ihm verbunden:

Muskeln sind häufig über Sehnen mit Knochen verbunden.

31

Auf der einen Seite ist sie mit dem Muskel, auf der anderen mit dem Knochen innig verwachsen. In der Regel bestehen Sehnen aus weiß glänzenden, festen und schmalen Strängen, die sich wie ein Seil aus einzelnen Fasern zusammensetzen. Gelegentlich sind sie zum Schutz der darüber liegenden Haut plattenförmig verbreitert – wie z. B. an den Handinnenflächen und Fußsohlen –, oder sie verstärken über einen Teil ihrer Fasern die Gelenkkapsel und deren Bänder.

Sehnenscheiden und Schleimbeutel verbessern die Gleitfähigkeit von Sehnen und Muskeln bei Bewegungen.

Manche Sehnen liegen in einem schützenden und gleitverbessernden Führungskanal, der Sehnenscheide. Wo Sehnen oder auch Muskeln direkt über Knochen gleiten, befinden sich häufig zusätzliche Gleithilfen – feine, bindegewebige Schichten, zwischen denen sich ein dünner reibungsmindernder Flüssigkeitsfilm ausbreitet: die Schleimbeutel. Am Kniegelenk beispielsweise findet man eine ganze Reihe solcher »Gleitlager« (vgl. Abb. 1b, Seite 21).

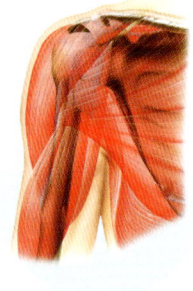

Der gelenkumgebende Weichteilmantel – wie hier am Schultergelenk – besteht vor allem aus Gelenkkapsel, Muskeln, Sehnen, Binde- und Fettgewebe und der Haut.

Damit sich Muskeln in Bewegung setzen können, müssen sie »Arbeitsbefehle« erhalten. Diese Steuersignale sind Nervenimpulse, die vom **Nervensystem** kommen. Die Nervenbahnen ziehen vom Rückenmark heran und teilen sich im Muskel in zahllose kleinste Fasern auf. Das Rückenmark dient als Schaltstelle für die Nervenimpulse. Entweder werden hier vom Gehirn stammende, d. h. willkürlich ausgesendete Signale weitergeleitet, oder es werden unbewusste, nicht beeinflussbare, also reflexartige Kommandos an die Muskeln weitergegeben. Auch die Meldungen aus der Gegenrichtung, aus Muskeln und Gelenken, laufen hier zusammen.

Die wichtigsten Bausteine eines Gelenks und die Strukturen, die es umgeben, kennen Sie nun: Kapsel, Bänder, Sehnen, Schleimbeutel, Muskeln, Nerven und Blutgefäße. Hinzu kommen noch die schützende Haut sowie Unterhautfett- und Bindegewebe. Alle diese Strukturen werden »gelenkumgebender Weichteilmantel« oder kurz **Weichteile** genannt, um sie vom harten Knochen abzugrenzen. Nur wenn sie alle exakt aufeinander abgestimmt zusammenarbeiten, funktioniert die Gelenkbeweglichkeit reibungslos und gut.

Form und Funktion von Gelenken

Der schematische Aufbau, so wie er im vorangegangenen Kapitel beschrieben wurde, ist grundsätzlich bis auf wenige individuelle Unterschiede bei allen Gelenken gleich. Die äußere Form eines Gelenks kann allerdings von Körperteil zu Körperteil sehr unterschiedlich ausfallen, denn sie richtet sich danach, welche Bewegungen das Gelenk ausführen soll.

Die Form der Gelenkkörper legt also die Funktion des jeweiligen Gelenks fest: Sie bestimmt beispielsweise, dass wir mit dem Kopf nicht nur nicken, sondern ihn auch drehen und wenden oder dass wir die Arme nach oben heben und zusätzlich auch kreisen lassen können. Wie »raumgreifend« eine solche Bewegung im Einzelfall ist, das wiederum bestimmen Sehnen, Bänder und Muskeln. Sie setzen der Bewegungsfreiheit damit Grenzen. Andererseits sind sie es, die mit ihrem komplexen Zusammenspiel eine koordinierte Gelenkbewegung überhaupt erst möglich machen. Außerdem halten sie die beiden Gelenkkörper fest zusammen, verbinden und stützen sie.

Ein solches, auf Muskelkraft aufbauendes Verankerungsprinzip nennt man »kraftschlüssig«. Wird die Verbindung der Gelenkkörper dagegen allein durch ihre gute Passform erreicht, dann nennt man sie »formschlüssig«. Formschlüssig sind z. B. technische Gelenke. Die verschiedenen Körpergelenke dagegen erreichen eine solche Idealform nur selten und brauchen deshalb kräftige Weichteile für ihren Zusammenhalt.

Die wichtigsten Gelenktypen

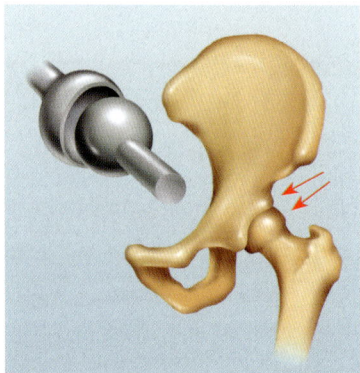

Abb. 5 a   Kugelgelenk: zum Beispiel das Hüftgelenk

Kugelgelenk: Es besteht auf der einen Seite aus einem kugelförmigen Kopf und auf der anderen Seite aus einer mehr oder weniger vertieften Pfanne. An Hüfte und Schulter befinden sich Kugelgelenke. Weil sie die größte Beweglichkeit besitzen, sind mit Armen und Beinen Bewegungen in alle Richtungen des Raums möglich, also von vorne nach hinten, von links nach rechts und auch »um sich selbst« (Kreiselbewegung).

Eigelenk: Es ist dem Kugelgelenk zwar sehr ähnlich, hat aber einen eiförmigen (ovalen) Kopf, mit dem es sich wie das Handgelenk nur in zwei Ebenen bewegen lässt.

Sattelgelenk: Als Sattelgelenk bezeichnet man das Wurzelgelenk am Daumen, weil es auf

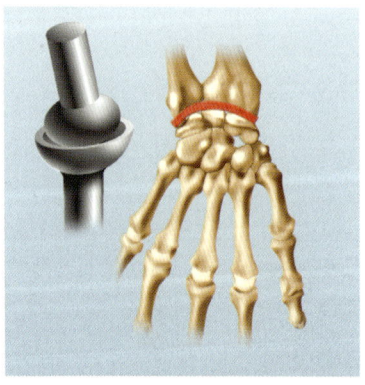

Abb. 5 b   Eigelenk: zum Beispiel das Handgelenk

der einen Seite wie der Sattel und auf der anderen Seite wie die Sitz- und Oberschenkelfläche eines Reiters geformt ist und seine Bewegung nach vorn und hinten wie nach beiden Seiten erlaubt. Für die Greiffunktion der Hand ist dieses Gelenk sehr wichtig, denn mit ihm kann der Daumen in zwei senkrecht zueinander stehenden Ebenen geführt werden, also auf die anderen Finger zu und parallel an ihnen vorbei.

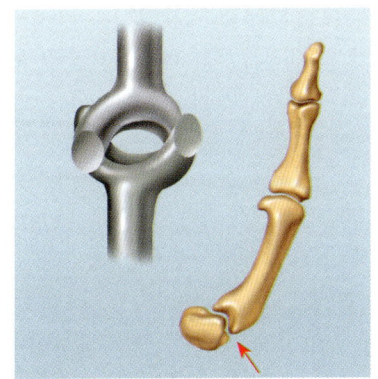

Abb. 5 c   Sattelgelenk: an der Daumenwurzel

Scharnier- und **Radgelenk:** Beides sind Gelenke, die nur eine Bewegungsrichtung zulassen. Scharniergelenke funktionieren ähnlich wie die Angeln einer Tür und finden sich am Ellbogen und am

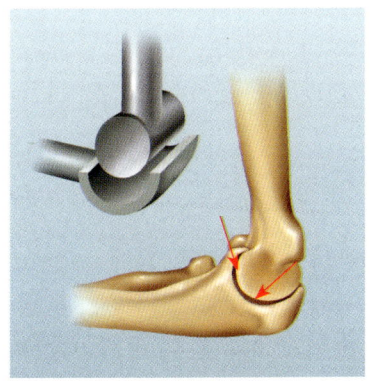

Abb. 5 d   Scharniergelenk am Ellbogen (seitliche Ansicht)

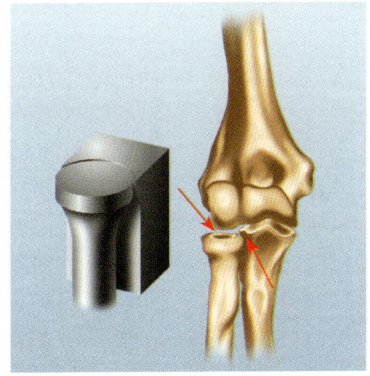

Abb. 5 e   Radgelenk am Ellbogen (Ansicht von vorn)

Knie. Der Ellbogen ist am Unterarm (zwischen Ellen- und Speichenknochen) zusätzlich mit einem Radgelenk ausgestattet, das die Umwendung des Unterarms und damit gleichzeitig der Hand ermöglicht.

Was ist Arthrose und wie entwickelt sie sich?

Arthrose ist der »Verschleiß« von Gelenken. Sie beginnt meist unbemerkt, schreitet mal schneller, mal langsamer voran und kann – wenn auch selten – zum Stillstand kommen. In diesem Kapitel erfahren Sie, was eine Arthrose ausmacht, wie sie entsteht und welche Risikofaktoren ihre Entwicklung beschleunigen.

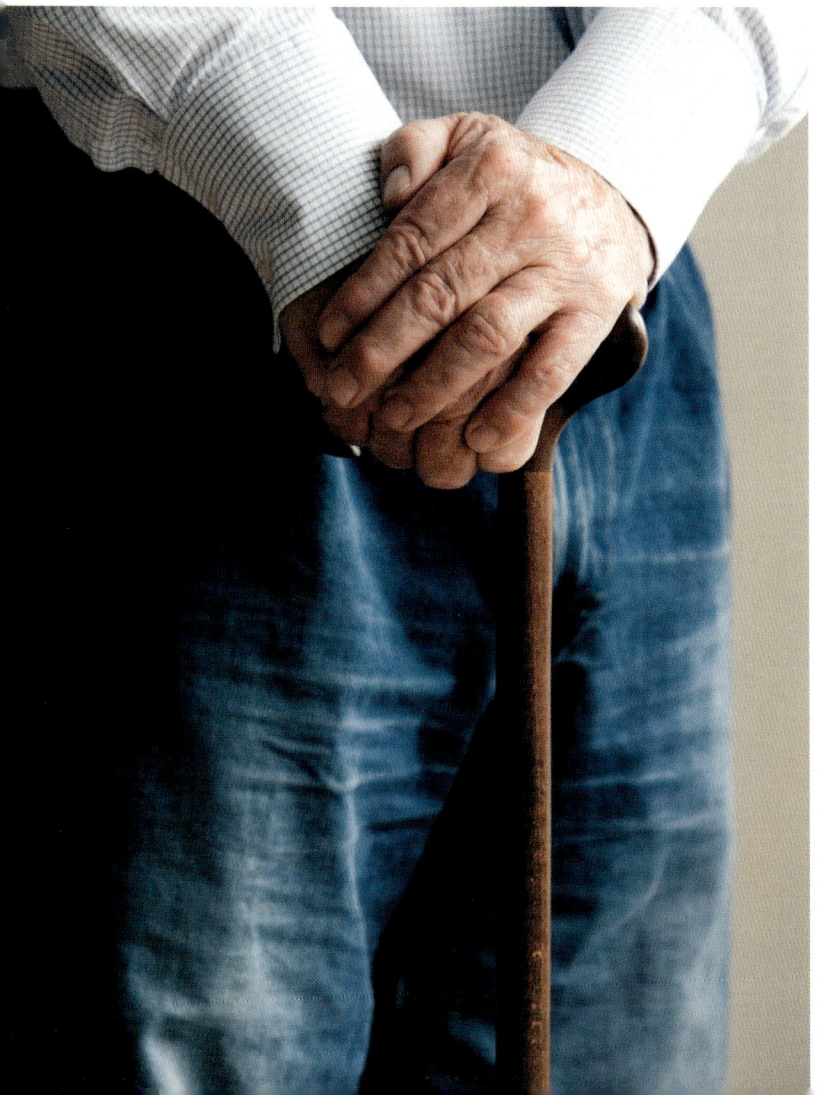

Gelenkverschleiß kann jeden treffen

Das griechische Wort »arthros« bedeutet Gelenk, die Endung »-ose« steht für den Abnutzungsprozess.

Arthrose ist eine chronische, sich langsam und über einen langen Zeitraum hinweg entwickelnde Erkrankung einzelner, zuweilen auch mehrerer Gelenke. Arthrose bedeutet, dass ein Gelenk über die Maßen abnutzt, dass seine elastische Schutzschicht – der Knorpel – und möglicherweise auch der darunter liegende Knochen beschädigt und abgerieben werden, kurz: dass das Gelenk »verschleißt«.

Arthrose: eines der häufigsten Gelenkprobleme

Arthrose ist eine der häufigsten Gelenkerkrankungen überhaupt und kann jeden treffen. Die Ursachen sind zahlreich, zu ihnen gehört auch das Altern der Gelenke. Über viele Jahre und Jahrzehnte hinweg wird die schützende Knorpelschicht im Gelenk täglich beansprucht. Elastizität und Widerstandskraft des Knorpelgewebes gehen im Laufe der Zeit verloren. Der Knorpel wird dünner und raut auf. Irgendwann ist das Gelenk »abgenutzt«.

Gelenkverschleiß ist auch (aber nicht nur) eine Alterserscheinung ...

Dies ist einer der Gründe, warum die Arthrose bei älteren Menschen so häufig ist. Ab 60 Jahren ist fast jeder vom Gelenkverschleiß betroffen. Neben dem Altern sind andere Faktoren, die zur Arthrose führen, in erster Linie angeborene und erworbene **Achsenfehlstellungen** (»X-« oder »O-Bein«) sowie **Verletzungen**, die die mechanischen Verhältnisse im Gelenk dauerhaft aus dem Lot bringen. Aber auch **verschiedenste Erkrankungen** spielen eine Rolle. Manchmal ist zu hören, Bewegung und der aktive Einsatz von Gelenken würden zur Arthrose führen. Das stimmt so natürlich nicht. Im Prinzip ist genau das Gegenteil richtig: Gelenke brauchen Bewegung, um gesund zu bleiben. »Bewegung ohne übermäßige Belastung« ist das Schlüsselwort. Deshalb stützt sich die Vorbeugung und auch die Behandlung einer Arthrose, wie Sie noch sehen werden, hauptsächlich auf gelenkschonende, körperliche Aktivität, Sport und Krankengymnastik.

Zu Beschwerden muss es nicht immer kommen

Auch wenn man also damit rechnen muss, in fortgeschrittenem Lebensalter eine Arthrose zu entwickeln, heißt das noch lange nicht, dass jeder ältere Mensch zwangsläufig und im Wortsinne unter Arthrose »leidet«. Zu welchem Zeitpunkt der Gelenkverschleiß schmerzhaft und damit wirklich krankhaft wird, ist individuell sehr verschieden. Während der eine zeitlebens völlig beschwerdefrei bleibt, klagt ein anderer womöglich schon mit 30 Jahren über Schmerzen.

Schätzungsweise zeigt bereits jeder zweite 35-Jährige erste Abnutzungserscheinungen an Gelenken – meist an den Knien –, die man streng genommen als Arthrose bezeichnen müsste, die aber nicht in jedem Fall Probleme verursachen. Damit haben wir einen charakteristischen »Wesenszug« der Arthrose bereits angesprochen: Sie kann medizinisch im Röntgenbild klar nachweisbar sein, trotzdem aber – vor allem im Frühstadium – keine Beschwerden machen. Man sagt dann, die Arthrose »ruht« – sie ist sozusagen stumm. Der Arzt bezeichnet dies als *subklinische* bzw. *klinisch latente* Arthrose.

Weil es also nichts Ungewöhnliches ist, dass eine Arthrose jahrelang, in manchen Fällen sogar ein Leben lang »ruht«, wird auch das so genannte **Altersgelenk** mit dünnem und »ermüdetem« Knorpel von zahlreichen Ärzten und Wissenschaftlern zu den arthrotischen Gelenken gerechnet.

Allein der Befund Arthrose heißt also nicht zwangsläufig, krank zu sein. Krankheitscharakter bekommt die Arthrose erst dann, wenn

... doch nicht jeder ältere Mensch hat zwangsläufig schmerzende Gelenke.

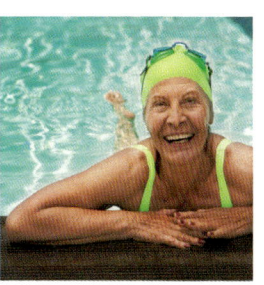

Eine Arthrose kann jahrelang – manchmal sogar zeitlebens – »ruhen«.

Was ist Arthrose und wie entwickelt sie sich?

Schmerzhaft wird die Arthrose erst, wenn sie aktiviert ist.

Mit einem schmerzhaften Gelenk sollten Sie so bald wie möglich zum Arzt gehen.

tatsächlich Schmerzen auftreten und die Beweglichkeit des Gelenks eingeschränkt ist, wenn die **Arthrose aktiviert** ist. Diese Beschwerden bestehen meist auch in Ruhe weiter, während die Schmerzen bei nicht aktivierter Arthrose überwiegend bei Bewegung auftreten. Die Aktivierung kennzeichnet meist ein fortgeschrittenes Krankheitsstadium. Sie ist einer Entzündung gleichzusetzen. Das Gelenk entzündet sich als Reaktion auf die Abnutzung. Eine solche Gelenkentzündung ist immer äußerst ernst zu nehmen und sollte so schnell wie möglich ärztlich behandelt und gestoppt werden, da die entzündlichen Prozesse das Gelenk zusätzlich schwer schädigen können. Die Arthrose entwickelt sich dann noch schneller weiter (s. Seite 47). Auch die gelenkumgebenden Weichteile können in Mitleidenschaft gezogen werden (s. dazu Seite 48 unten).

Die aktivierte Arthrose äußert sich in der Tat mit den typischen Symptomen einer Entzündung: Schmerzen, Schwellung, Erwärmung und Gelenksteife. Dann wird sie zuweilen mit der »echten« Gelenkentzündung – *Arthritis* – verwechselt. Beides sind jedoch völlig verschiedene Erkrankungen. Bei Arthritis ist die Entzündung der Gelenkinnenhaut der Startpunkt und nicht wie bei Arthrose die Folge der Erkrankung. Die Entzündung kann allerdings wiederum ihrerseits zum Auslöser einer Arthrose werden, wenn sie auf den Gelenkknorpel übergreift und ihn zerstört (mehr dazu ab Seite 196).

Wie entsteht Gelenkverschleiß?

Der Knorpel nutzt ab

Auslöser für die Entstehung einer Arthrose ist die Verletzung und Aufrauung der schützenden Knorpelkappe im Gelenk. Im Laufe seines Lebens wird der einst eisblau gefärbte, glänzende und glatte Knorpel immer mehr abgerieben und sein Glanz verblasst.

Das ist durchaus wörtlich zu nehmen. Abgenutzter, geschädigter oder schlecht ernährter Knorpel wird matt, gelb verfärbt, weich, rau, dünn, rissig und bekommt möglicherweise sogar einen derartigen Defekt, dass der darunter liegende Knochen freigelegt wird (»Knorpelglatze«). Im Endstadium kann sogar die gesamte Knorpelschicht völlig verschwunden sein. Bis dahin vergehen allerdings meist Jahrzehnte.

»Knorpelglatze«: Der Gelenkknochen liegt stellenweise ungeschützt und blank.

Der aufgeraute und angegriffene Knorpel kann nicht mehr mühelos gleiten und büßt seine wichtige Funktion als Puffer und Druckverteiler ein. Jeder Stoß, jeder Schritt und jeder Sprung kann dann »ungefiltert«, ja aggressiv auf den nun ungeschützten Knochen einwirken.

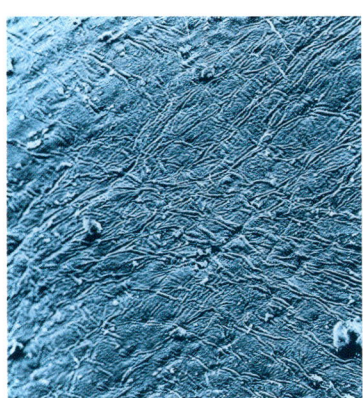 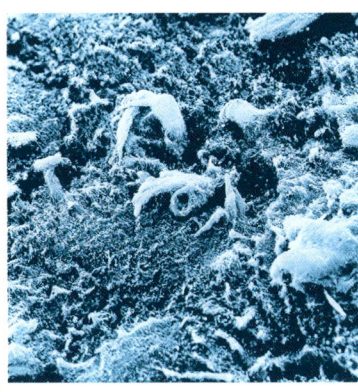

Abb. 6a   Wildseide, Mondlandschaft oder was?
Nein, das ist vielmehr ein faszinierendes Bild auf die stark vergrößerte Knorpeloberfläche durch das Rasterelektronenmikroskop: **Links** gesunder und glatter Knorpel (240-fache Vergrößerung), **rechts** geschädigtes und aufgerautes Knorpelgewebe bei Arthrose (300-fache Vergrößerung).

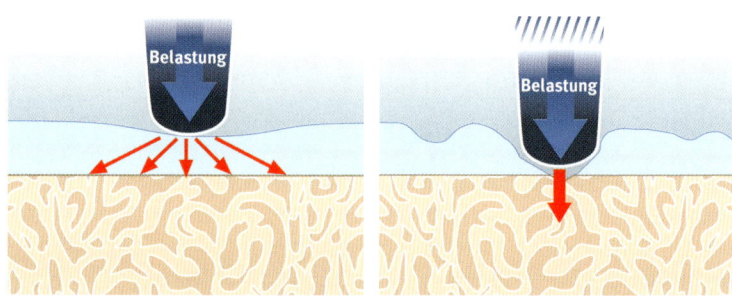

Abb. 6 b   Im Normalfall Stoßdämpfer
Links: Gesunder Knorpel wirkt im Gelenk als Puffer und Stoßdämpfer, der Druck-
kräfte abfedert und gleichmäßig auf den darunter liegenden Knochen verteilt.
Rechts: Erkrankter Knorpel verliert seine Puffereigenschaften. Druck- und
Stoßbelastungen wirken »ungefiltert« auf den Knochen ein und schädigen ihn.

Ohne Schutz durch den
Gelenkknorpel wird auch
der Knochen allmählich
zerstört; vielfach bildet
sich Ersatzknorpel.

Im weiteren Erkrankungsverlauf wird somit auch der Knochen angegriffen; es kann zu Veränderungen der ursprünglichen Gelenk-
form kommen, aber auch zur Entzündungsreaktion im Gelenk
mit starken Schmerzen. Letztlich verliert ein Gelenk in fortgeschrittenen Stadien der Arthrose seine Funktionsfähigkeit.

Die Knochenstruktur verändert sich

Der erkrankte Knorpel ist
nicht mehr in der Lage,
Druck zu verteilen und
zu dämpfen.

Der defekte Knorpel kann den Gelenkknochen nicht mehr ausreichend schützen und es kommt zur übermäßigen und ungleichmäßigen Belastung. Darauf reagiert der Knochen auf die einzige ihm
mögliche Art und Weise: Er versucht die Überlastung auszugleichen, indem er verstärkt Knochensubstanz bildet. Sein Gerüst verdichtet sich, und es kommt zu vermehrter Kalkeinlagerung *(Sklero-
se)*. So wird der Knochen härter, zugleich aber auch unelastischer.
Extreme Krafteinwirkung kann dann unter Umständen zu Knochenabsplitterungen oder sogar zu Einbrüchen und »Höhlenbil-
dungen« *(Zysten)* führen.

Abb. 7   Der Weg in die Arthrose

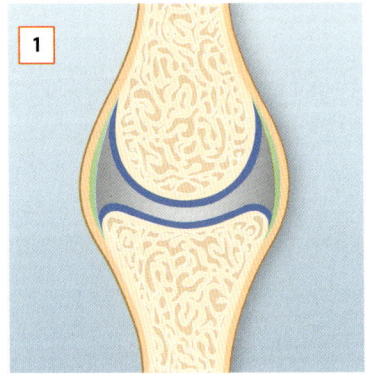

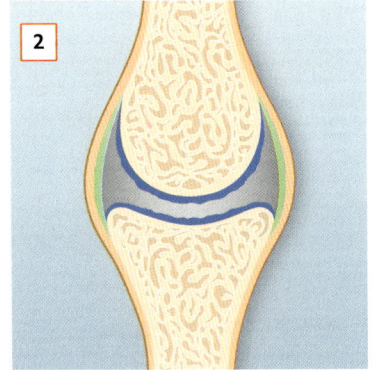

Im gesunden Gelenk schützt eine glatte Knorpelschicht den Knochen.

Gelenkverschleiß beginnt mit dem Knorpelabrieb. Die Knorpelschicht wird dünner und raut auf.

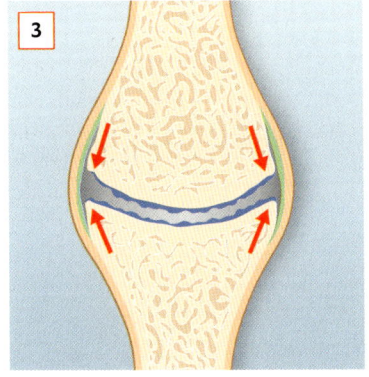

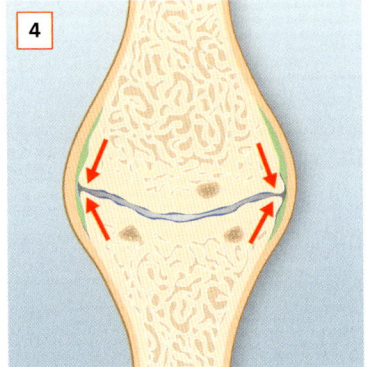

Im weiteren Verlauf kommt es zu größeren Knorpeldefekten, stellenweise wird der Knochen freigelegt (»Knorpelglatze«). Der Knochen beginnt mit Verdichtung und Kalkeinlagerung zu reagieren und versucht, durch Anbauten am Gelenkrand (Osteophyten, ↑) die Gelenkfläche zu vergrößern.

Im Spätstadium kann die Knorpelschicht völlig abgetragen sein. Die Osteophyten am Gelenkrand können so groß werden, dass sie Gelenkbewegungen behindern.

Was ist Arthrose und wie entwickelt sie sich?

Der Gelenkknochen reagiert auf die erhöhte Belastung mit übermäßiger Bildung von neuer Knochensubstanz.

An anderen Stellen versucht der Knochen, die übermäßige Belastung durch den Anbau von neuem Material auszugleichen, um so den druckaufnehmenden Bereich zu vergrößern. Nicht selten ragen diese Knochenanbauten – der Mediziner nennt sie *Osteophyten* – wulstartig über die ursprüngliche Gelenkfläche hinaus. Solche Knochenwülste sind im Röntgenbild meist deutlich erkennbar (s. Abb. 10, Seite 62).

Eine derartige Reaktion des Knochens erscheint auf den ersten Blick ganz sinnvoll. Auf den zweiten Blick zeigt sich jedoch, dass sie auch ganz erhebliche Probleme mit sich bringt. All diese Vorgänge führen dazu, dass sich die ursprüngliche Form des Gelenks z.T. einschneidend verändert, seine Beweglichkeit abnimmt und die inneren Gelenkstrukturen so gereizt werden, dass es zu einer Aktivierung der Arthrose kommt.

Die aktivierte, schmerzhafte Phase

Schmerzhaft wird eine Arthrose erst, wenn neben dem Knorpel- und dem Knochengewebe noch weitere Gelenkanteile in Mitleidenschaft gezogen werden – insbesondere die nerven- und blutgefäßreiche Gelenkinnenhaut. Der Knorpelabrieb selbst schmerzt nicht, da Knorpelgewebe keine schmerzvermittelnden Nervenfasern enthält. Er verläuft anfangs also völlig unbemerkt, der Verschleiß setzt schleichend ein. Erst in der aktivierten Phase einer Arthrose treten Schmerzen auf. Dann reagiert die Gelenkinnenhaut auf den Angriff verschiedenster Stoffe, die sich aus dem erkrankten Knorpel und Knochen lösen und sie entzündet sich.

Schmerzen entstehen, wenn die nervenreiche Gelenkinnenhaut entzündet ist.

Abrieb von Knorpel und Knochen
Stellen Sie sich vor, dass bei jeder Bewegung feinste Partikel von der aufgerauten und rissigen Knorpeloberfläche und auch von

überstehenden Osteophyten abgerieben werden. Sie sammeln sich im Gelenkspalt als Knorpel-Knochenabrieb an, der die Knorpeloberfläche wie »Sand im Getriebe« noch mehr zerstört. Diese mechanische Zerstörung macht dabei auch vor bislang gesunden und glatten Bereichen nicht halt.

Aggressive Substanzen werden frei
Darüber hinaus wird der Knorpel auch biochemisch angegriffen: Aggressive Stoffe, knorpelabbauende Zelleiweiße (*Enzyme*) und Kalziumkristalle, die aus dem beschädigten Gewebe frei werden, dauen das stützende Kollagenfasergerüst des Knorpels an und lösen es auf. Auch die Gelenkinnenhaut wird von diesen Stoffen gereizt, schwillt an und sondert verstärkt Flüssigkeit ab: Es bildet sich ein Gelenkerguss.

Die Gelenkinnenhaut »wehrt sich«
Nun hat die Gelenkinnenhaut wie eine Art aktiver Filter auch die Aufgabe zu »entscheiden«, welche Stoffe und Zellen aus dem Blut Zutritt zum Gelenkspalt bekommen und welche daraus entfernt werden müssen. Um dem unerwünschten Knorpel-Knochenabrieb und den daraus frei werdenden schädlichen Stoffen zu Leibe zu rücken, leitet sie Abwehrsubstanzen und Entzündungszellen aus dem Blut ins Gelenk: Weiße Blutkörperchen (*Leukozyten*), speziell Fresszellen (*Makrophagen*), sollen kleinere Zellbruchstücke und Gewebeteilchen aufnehmen, verdauen und damit beseitigen. Nach und nach verändert sich durch diese Abwehrreaktionen die Zusammensetzung der Gelenkflüssigkeit – sie enthält nun zahlreiche Entzündungszellen, zugleich aber auch weniger Nähr- und Schmierstoffe.

Mit dem Auftreten der Abwehrzellen ist die Entzündungsreaktion in vollem Gange. Dabei werden auch Substanzen frei, die

Zu der mechanischen Schädigung des Knorpels durch Abrieb kommt eine biochemische hinzu: die »Selbstandauung« durch knorpelabbauende Substanzen.

45

Prostaglandine sind Botenstoffe, die während des Entzündungsprozesses frei werden und Schmerzen mitauslösen.

Schmerz auslösend wirken, u. a. *Prostaglandine*. Diese Stoffe docken an speziellen Schmerzrezeptoren – Bindungsstellen an den Enden freier Nervenfasern – in der Gelenkinnenhaut an. Darüber hinaus erfüllen Prostaglandine noch eine Reihe weiterer Funktionen beim Entzündungsvorgang selbst und stellen damit – dies sei vorausgeschickt – einen sinnvollen Ansatzpunkt für die medikamentöse Arthrosebehandlung dar (mehr dazu ab Seite 95).

Steckbrief Entzündung:
Schmerz, Schwellung, Erwärmung
Die Symptome einer solchen Entzündungsreaktion sind immer Schmerzen, Schwellung und gelegentlich auch eine äußerlich fühlbare Erwärmung des Gelenks (eine Folge des erhöhten Stoffwechsels in der Gelenkinnenhaut). Allerdings sagen sie nichts über Art und Ursache der Entzündung aus, d. h. auch eine Arthritis äußert sich so.

Symptome eines entzündeten Gelenks sind neben Schmerzen auch Schwellung und Erwärmung.

Prinzipiell laufen die aktivierten Phasen einer Arthrose immer nach dem beschriebenen Muster ab. Schwellung und Erwärmung sind jedoch in der Regel nur an »gut zugänglichen« Gelenken wie dem Knie- oder Fußgelenk zu beobachten, weil diese nur von wenig Unterhautgewebe, Sehnen und Muskeln eingehüllt sind. Die Entzündung dauert so lange an, bis durch die Abwehrreaktion der Gelenkinnenhaut Knorpel- und Knochenabrieb weitgehend beseitigt sind. Dann kehrt Ruhe ein und die Beschwerden gehen zurück. Grundsätzlich kann sich das Gelenk – insbesondere unter starker Belastung – aber immer wieder entzünden, da die Arthrose eine chronische Erkrankung ist, die langsam und mit stetigem Auf und Ab verläuft.

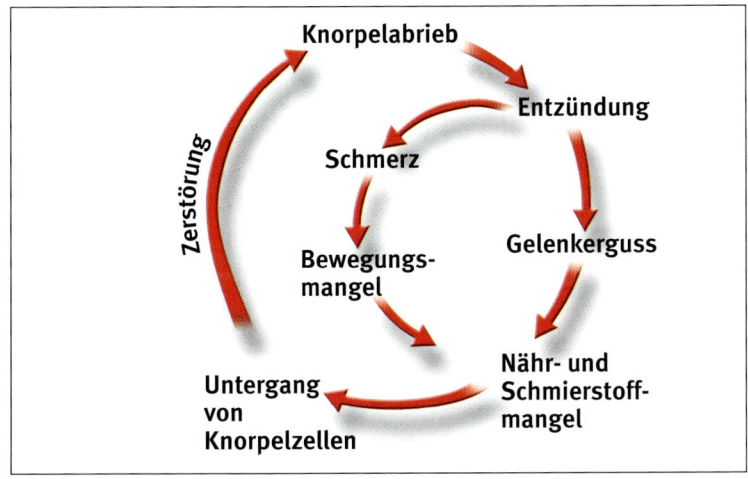

Der Teufelskreis aus Entzündung, Schmerz und Bewegungsmangel

Aus zwei Gründen sollte das aktivierte Stadium einer Arthrose rasch erkannt und behandelt werden:

1. Die Entzündung beschleunigt den Gelenkknorpelabbau und greift auch gesundes Gewebe an. Der Knorpelverlust kann aber nicht mehr ersetzt werden, weil (hyaliner) Knorpel beim Erwachsenen nicht nachwachsen kann (s. Seite 27).
2. Ein entzündetes Gelenk schmerzt meist derart, dass es nicht mehr in ausreichendem Maße bewegt wird. Die Folgen: Mangelernährung und damit zusätzlicher Untergang von Knorpelzellen.

Ein entzündetes und wegen der Schmerzen geschontes und ruhig gestelltes Gelenk läuft damit überaus schnell Gefahr, in einen Teu-

Damit sich der Schaden in Grenzen hält, sollte eine Arthrose möglichst schnell erkannt und behandelt werden.

Was ist Arthrose und wie entwickelt sie sich?

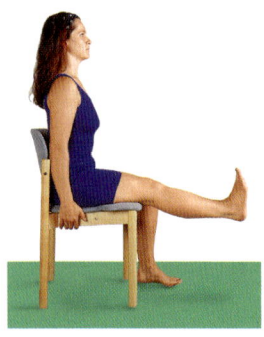

felskreis aus direkter mechanischer Zerstörung und indirekter Selbstzerstörung zu geraten.

Schmerzen stellen grundsätzlich ein Warnsignal des Körpers dar. Schonung und Ruhigstellung sind also zunächst nur ganz natürliche Reaktionen darauf. Dennoch sollten schmerzbedingte Schonphasen nie über einen längeren Zeitraum eingehalten werden. Neben der Unterernährung des Knorpelgewebes hat Bewegungsmangel nämlich noch eine weitere schlimme Auswirkung auf Gelenke: Nach einiger Zeit bauen sich auch die gelenkumgebenden Weichteile, also Muskeln, Bänder und Sehnen ab. Wer schon einmal für etliche Wochen einen Gipsverband am Bein tragen musste, kennt das: Relativ rasch – bereits innerhalb weniger Wochen – verlieren vor allem die Muskeln an Substanz, es kommt zur *Muskelatrophie*: Das ruhig gestellte Bein wird dünn und kraftlos.

Genau wie Knochen arbeiten Muskeln äußerst wirtschaftlich und sparsam, d. h. sie sind immer gerade so kräftig, wie es die tägliche Beanspruchung erfordert. Je mehr wir sie gebrauchen und belasten, desto kräftiger werden sie. Brach liegende Muskeln dagegen werden schnell schwach und schwinden. Mit dem Muskelschwund verliert das Gelenk aber auch seinen muskulären Stützpfeiler und Schutzmantel.

Schrumpfen zusätzlich auch Kapsel, Sehnen und Bänder um das Gelenk, dann geht die Gelenkbeweglichkeit mehr und mehr verloren, selbst wenn der Schmerz längst nachgelassen hat. Zunächst kaum merklich, entwickelt sich eine so genannte fixierte *Kontraktur* und das Gelenk steift ein. Sobald dieses Stadium der Erkrankung erreicht ist, wird es äußerst schwierig, die ursprünglichen Verhältnisse wiederherzustellen.

Risikofaktoren

Weil Gelenkverschleiß in gewisser Weise Teil des natürlichen Alterungsprozesses des Körpers ist, sind von Arthrose sehr viele Menschen betroffen. Es gibt aber, wie schon gesagt, zahlreiche Faktoren, die das Fortschreiten einer Arthrose beschleunigen. Manche dieser Faktoren, etwa zu wenig Bewegung, können Sie selbst aktiv »ausschalten«, andere lassen sich leider nicht beeinflussen.

Was Arthrose fördert:

→ Bewegungsmangel (s. Seite 48)

→ Fehlbelastung, z. B. bei Leistungssport

→ einseitige Gelenkbelastungen durch angeborene oder erworbene Fehlstellungen bzw. »Formfehler«

→ Gelenkverletzungen oder -erkrankungen

→ einige Stoffwechselstörungen

→ zunehmendes Lebensalter; Veranlagung

→ Übergewicht

Überlastung durch Fehlbelastung

Ein gesundes Gelenk kann nach heutiger wissenschaftlicher Ansicht kaum überlastet werden, auch nicht durch körperliche Arbeit oder intensiv betriebenen Freizeitsport, wahrscheinlich aber durch Extremsport. Dass ein Gelenk lebenslang einwandfrei arbeitet und der täglichen Belastung standhält, ist allerdings nur bei exaktem und reibungslosem Zusammenspiel von Knochen, Knorpel, Muskeln, Sehnen und Bändern gewährleistet. Wenn auch nur ein »Partner in diesem Team« geschwächt wird, gerät das ganze »Unterneh-

Was ist Arthrose und wie entwickelt sie sich?

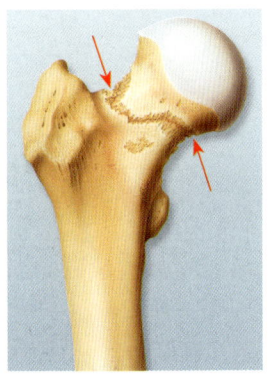

Vor allem gelenknahe Knochenbrüche können ein Risikofaktor für Arthrose sein.

Zu den erworbenen Formstörungen gehört auch die so genannte Wachstumsfugenlösung (Epiphyseolyse).

men Gelenk« aus dem Gleichgewicht und es kommt zur einseitigen Fehlbelastung und damit Überlastung.

Die Ursachen einer solchen Fehlbelastung können bereits lange zurückliegen, bevor erste Beschwerden einsetzen. So kann beispielsweise eine schlecht verheilte, unfallbedingte Kreuzbandverletzung in der Jugend beim Erwachsenen zu vorzeitigem Kniegelenkverschleiß führen, weil der Bandapparat über viele Jahre hinweg nicht mehr in der Lage war, das Gelenk ausreichend zu stabilisieren. Auch Knochenbrüche, die nicht passgerecht ausheilen, insbesondere wenn der Gelenkknochen selbst gebrochen ist oder die Bruchstelle in Gelenknähe liegt, können zu einer ungleichmäßigen Kräfteverteilung führen. Der Arzt spricht hier von einer im Laufe des Lebens **erworbenen Formstörung**.

Manchmal liegt die Ursache der Arthrose in einem fehlerhaften Knochen- und Gelenkwachstum in der Jugend, etwa aufgrund einer Wachstumsfugenlösung. Die Wachstumsfuge ist eine spezielle, noch nicht verknöcherte Knorpelzone, die zwischen dem Knochenschaft und dem Gelenkkörper liegt. Dort findet im Kindes- und Jugendalter das Längenwachstum der Röhrenknochen – wie Ober- und Unterschenkel oder Ober- und Unterarm – statt. Aus diesem Grund kann es bei Jugendlichen durch äußere Gewalteinwirkung neben einem Knochenbruch auch zur Ablösung des weichen Wachstumsknorpels kommen. Dann löst sich der Gelenkkopf vom Knochenschaft und verrutscht. Solange die Knorpelzone nicht wieder ganz verheilt ist, kann das weitere Gelenkwachstum gestört sein. Manchmal verrutscht der Gelenkkopf auch ohne besondere Gewalteinwirkung. Betroffen ist hiervon meist das Hüftgelenk.

Gelenkfehlbildungen können auch von Geburt an vorhanden sein. Zu diesen **angeborenen Formstörungen** gehört u. a. die nicht

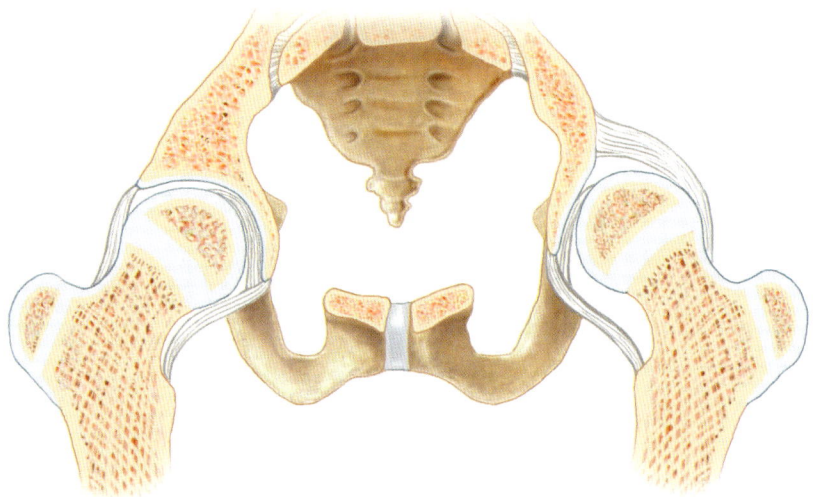

Abb. 8   Anlagebedingt asymmetrisch: Der Schnitt durch einen solchen kindlichen Beckenknochen zeigt den Unterschied zwischen dem gesunden und dem dysplastischen Hüftgelenk: Links im Bild (= rechtes Hüftgelenk) ist die Gelenkpfanne tief ausgeformt und umschließt den Oberschenkelkopf gut. Bei *Dysplasie* (rechts im Bild, = linkes Hüftgelenk) ist sie zu flach und zu klein, sodass der Gelenkkopf nach oben rutscht. Es kommt zu ungünstigen Druckverhältnissen im Gelenk und zur Überdehnung der Gelenkbänder.

seltene *Hüftdysplasie,* bei der eine oder beide Hüftpfannen zu flach ausgebildet sind und daher den Oberschenkelkopf nicht richtig umschließen (*dysplastisch* bedeutet so viel wie fehlgeformt). Der Mediziner spricht auch von einer »Reifungsstörung« des Hüftskeletts. Unbehandelt bildet sich im weiteren Wachstumsverlauf das knöcherne Becken nicht richtig aus, und auch mit Fehlentwicklungen der umliegenden Muskulatur muss gerechnet werden. Spätfolgen sind Beeinträchtigungen beim Gehen, Hüftschmerzen und Gelenkschäden wie Arthrose. Wird die Hüftdysplasie früh, d. h. bereits in den ersten Lebenstagen erkannt – dank moderner

Was ist Arthrose und wie entwickelt sie sich?

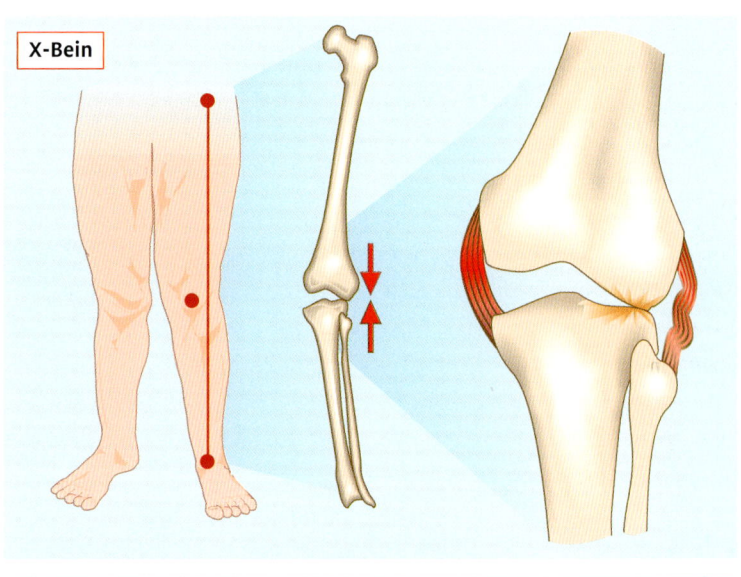

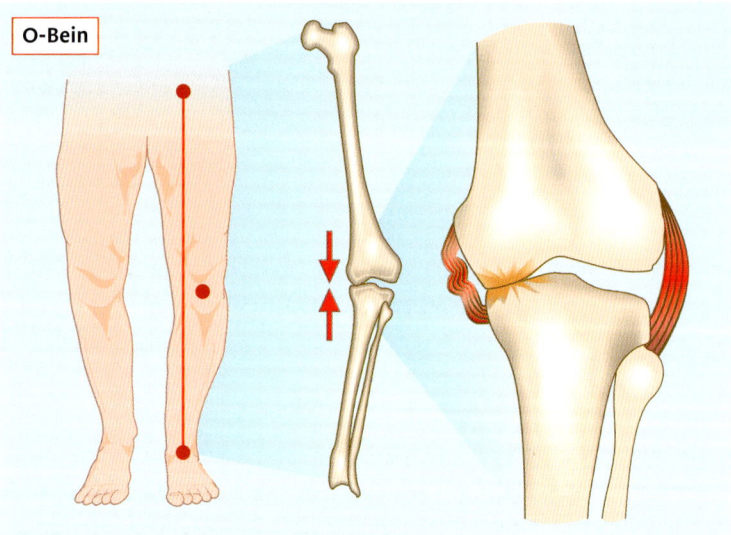

Abb. 9 X- und O-Bein führen auf Dauer zu Bänderschäden und zur einseitigen Abnutzung der Kniegelenke.

Untersuchungsmethoden im Rahmen des Hüftscreenings (s. Seite 78) ist dies heute kein Problem mehr –, dann kann durch eine sofortige Behandlung in fast allen Fällen die normale Weiterentwicklung des Hüftskeletts erreicht werden.

Ein weiteres Arthroserisiko sind Fehlstellungen wie **X-** und **O-Bein**. Hier verläuft die Belastungslinie nicht, wie es sein sollte, durch die Kniemitte, sondern das Körpergewicht wird beim X-Bein über die äußere bzw. beim O-Bein über die innere Gelenkhälfte zum Fuß weitergeleitet. Solche Abweichungen von der geraden Beinachse sind innerhalb gewisser Grenzen normal. Übersteigen sie aber ein bestimmtes Maß, dann kommt es zur dauerhaften Überlastung und zum Verschleiß der betroffenen Gelenkhälfte.

Allgemeine Gelenk- und Stoffwechselerkrankungen

Neben der Überlastung bestimmter Knorpelabschnitte gibt es auch Situationen, in denen das Knorpelgewebe insgesamt durch eine Erkrankung angegriffen oder geschwächt wird. Eine Arthrose entwickelt sich dann meist ebenfalls als Spätfolge. Zu derartigen Erkrankungen zählen:

→ eitrige, durch Bakterien verursachte **Gelenkinfektionen,**
→ das **chronische Gelenkrheuma** *(rheumatoide Arthritis)* sowie
→ eine ganze Reihe von **Stoffwechselstörungen**, vor allem *Gicht* und *Pseudogicht.*

Zum Gelenkrheuma und den Stoffwechselstörungen erfahren Sie in einem eigenen Kapitel Genaueres (s. ab Seite 195). Hier noch ein paar Worte zur eitrigen Gelenkinfektion: Sie wird durch Bakterien hervorgerufen, die ins Gelenk eingedrungen sind. Beim Versuch, diese Bakterien zu vernichten, schickt der Körper einen

Eine bakterielle Gelenkinfektion kommt bei uns zwar nur noch selten vor, sie ist jedoch in jedem Fall äußerst ernst zu nehmen, da sie ein Gelenk schwer schädigen kann.

ganzen Trupp weißer Blutkörperchen (Leukozyten) ins Gelenk. Der dabei entstehende Eiter enthält zahlreiche aggressive Substanzen und Enzyme, die innerhalb kürzester Zeit das Knorpelgewebe schwer schädigen, manchmal sogar völlig zerstören können.

Prinzipiell gibt es zwei Wege, auf denen Bakterien ins Gelenkinnere gelangen können. Der eine ist der indirekte Weg über das Blut. Die Bakterien können sich, ausgehend von einer Entzündung, z. B. einer Nagelbettentzündung am Zeh oder einer Zahninfektion, über das Adersystem in Richtung Gelenk ausbreiten und dort ansiedeln. Dies geschieht in der Regel aber nur, wenn das Abwehrsystem des Körpers geschwächt ist, etwa durch eine Zuckererkrankung *(Diabetes mellitus)*. Der andere Weg ist der direkte über eine Hautverletzung oder eine Wunde, die bis ins Gelenk reicht. Hier genügen bereits kleinere Einstiche mit einer Nadel, etwa bei einer Gelenkpunktion (s. Seite 68) oder -injektion (s. Seite 98), um den Bakterien Zutritt zum Gelenk zu verschaffen. Da unsere Haut niemals ganz keimfrei ist, bleibt bei derartigen Eingriffen immer – selbst bei gründlicher Desinfektion der Einstichstelle – das Risiko einer Gelenkinfektion bestehen.

Ein Gelenk kann durch einen anderen Infektionsherd am Körper »angesteckt« werden ...

... oder es infiziert sich über eine äußere Wunde, dazu zählt auch der Einstich einer Nadel bei Punktionen oder Injektionen ins Gelenk.

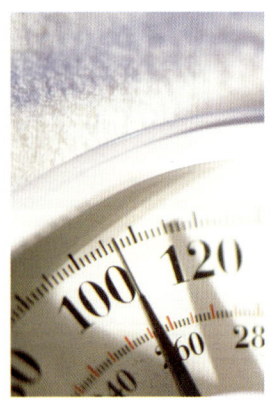

Die Last mit den Pfunden – welche Rolle spielt Übergewicht?

Grundsätzlich lässt sich sagen: Übergewicht allein führt noch nicht zur Arthrose. Ist das Gelenk jedoch vorgeschädigt oder unzureichend ausgebildet, dann werden zu viele Pfunde tatsächlich zu einem **erheblichen Risikofaktor**, insbesondere für die Hüft-, Knie- und Fußgelenke. Wo die Grenze zwischen »zu dick« und »normal« beginnt, wird unabhängig von Modeeinflüssen von konkreten medizinischen Anhaltspunkten bestimmt. Mehr zu diesem Thema erfahren Sie ab Seite 76.

Erblichkeit – ein weiteres Risiko?

Grundsätzlich ist die Arthrose keine Erbkrankheit. Jedoch ist eine gewisse Veranlagung für bestimmte Arthroseformen, überwiegend die Arthrose der Fingerend- und -mittelgelenke, die wir ab Seite 177 besprechen, in der Tat erblich. Es wird jedoch nicht die Erkrankung selbst weitergegeben, sondern lediglich die Bereitschaft des Körpers, an einer Arthrose zu erkranken.

Der Arthrose auf der Spur – Diagnostik

An den Gelenken können die verschiedensten Erkrankungen ganz ähnliche Beschwerden verursachen wie die Arthrose. Der Arzt muss sie genau voneinander abgrenzen, denn sie erfordern jeweils eigene Behandlungswege. In diesem Kapitel stellen wir Ihnen die möglichen Untersuchungsverfahren vor, die von der klassischen und unverzichtbaren Röntgenaufnahme bis hin zu aufwändigeren Techniken wie der Magnetresonanztomographie reichen.

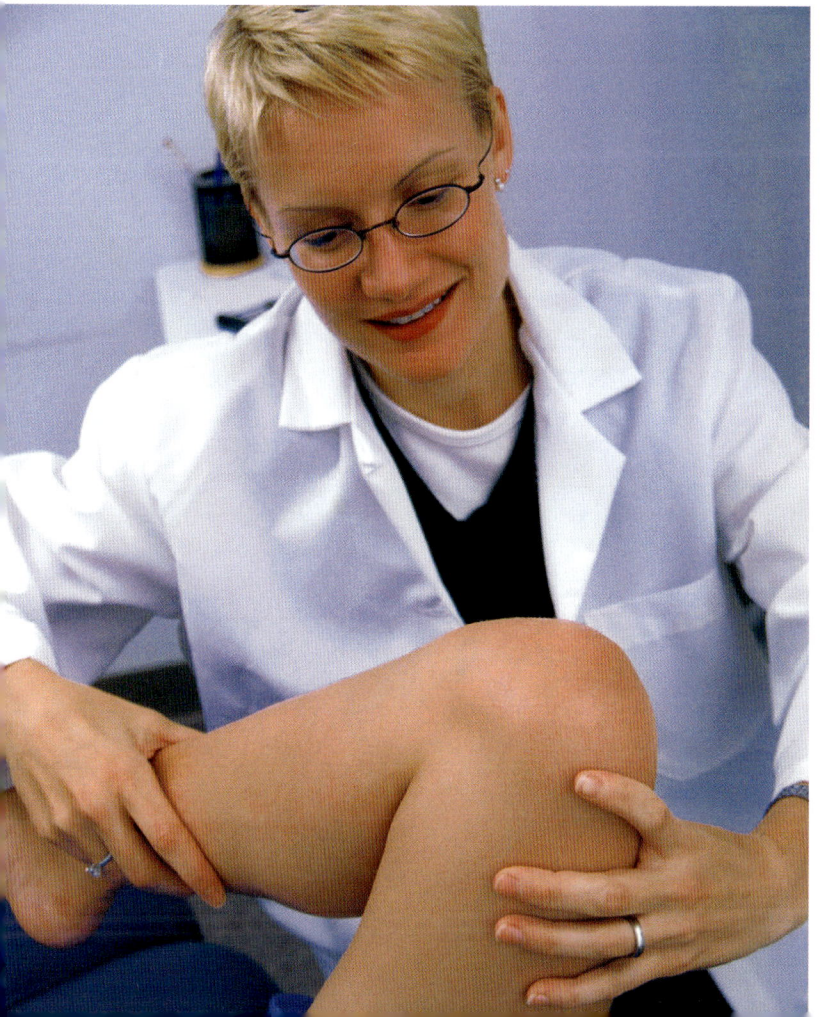

Anamnese und körperliche Untersuchung

Grundsätzlich können Gelenkbeschwerden durch zahlreiche Erkrankungen hervorgerufen werden – neben Arthrose etwa durch bestimmte Muskel- und Stoffwechselkrankheiten oder andere, nichtarthrotische Gelenkerkrankungen wie Gelenkrheuma, auf die wir ab Seite 196 noch näher eingehen. Wenn Sie mit Gelenkbeschwerden den Arzt aufsuchen, wird er zunächst eine Reihe gezielter Fragen stellen, um den bisherigen Verlauf Ihrer Krankheit zu erfahren und sich ein genaues Bild von Ihren Beschwerden zu machen. Man spricht hier auch von der *Anamnese*.

Der Arzt wird sich zunächst nach Verletzungen in Ihrer Vergangenheit erkundigen, beispielsweise nach Bänderschäden, Knochenbrüchen, Stürzen, Sportverletzungen und Ähnlichem. Er wird wissen wollen, ob schon Ihre Eltern und Großeltern mit Gelenkproblemen zu tun hatten. Auch Ihren Beruf und sportliche Vorlieben wird er berücksichtigen, da manche Tätigkeiten und Aktivitäten »auf die Gelenke gehen« und bestimmte Arthroseformen besonders fördern (ab Seite 131).

Dann wird er sich eingehend mit der Art Ihrer Schmerzen beschäftigen, denn wann und in welcher Form Schmerzen auftreten, ist für die Diagnose bedeutsam. Bestimmte Schmerzmuster sind für einen arthrotischen Prozess charakteristischer als andere. So weisen insbesondere **Anlauf-, Belastungs-** und **Ruheschmerzen** an Hüft- und Kniegelenken auf eine Arthrose hin (s. Infokasten auf Seite 60).

Insofern geht der Arzt Ihren Beschwerden mit ein paar vertiefenden Fragen nun noch etwas genauer auf den Grund:

Oft ein erster Hinweis auf Arthrose: die leichte Ermüdbarkeit und verminderte Belastbarkeit eines Gelenks.

Auch die Art der Schmerzen sagt etwas darüber aus, ob eine Arthrose vorliegt oder nicht.

→ Sind Ihre Schmerzen vorübergehend, länger anhaltend oder (nicht immer) gleichförmig?

→ Gibt es typische Körperhaltungen oder Bewegungen, bei denen Sie mehr oder sogar weniger Schmerzen verspüren?

→ Treten die Beschwerden zu bevorzugten Tageszeiten auf, z. B. nur morgens oder nur abends?

→ Lösen besondere Belastungen die Schmerzen aus, z. B. das Treppabgehen?

→ Lösen Bewegungen die Schmerzen aus?

→ Treten die Schmerzen auch in Ruhephasen oder in der Nacht auf?

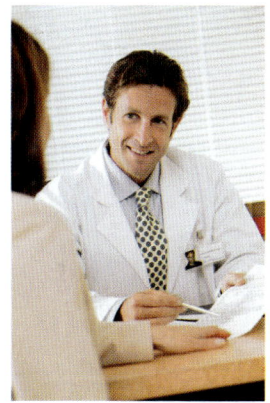

Fragen des Arztes: nicht etwa Neugier, sondern Diagnosehilfe

Bei der jetzt folgenden körperlichen Untersuchung wird der Arzt feststellen, inwieweit die Gelenkbeweglichkeit im Vergleich zu den gesunden Gelenken und dem »Partnergelenk« auf der Gegenseite eingeschränkt ist. Er überprüft auch Ihr Gangbild und achtet dabei auf eventuelle Achsabweichungen an Beinen oder Wirbelsäule; dazu müssen Sie nun einmal kurz die Oberbekleidung ablegen.

Dann wird er das Gelenk und auch die umliegende Muskulatur auf Schmerzhaftigkeit untersuchen und fühlen, ob das Gelenk geschwollen oder erwärmt ist und ob die Gelenkbänder noch stabil sind. Auch die angrenzenden Gelenke – bei Schmerzen in den Knien die Fuß- und Hüftgelenke – werden untersucht. Wenn der Verdacht besteht, dass auch das Nervensystem in den Krankheitsprozess miteinbezogen ist, werden darüber hinaus die Muskelkraft, gegebenenfalls die Berührungsempfindlichkeit und die Muskel-Sehnen-Reflexe überprüft.

Anhand von Anamnese und körperlichem Befund wird der Arzt schließlich entscheiden, ob und welche weiterführenden Untersuchungen nötig sind. Im Prinzip gibt es eine große Palette diagnos-

Steckbrief Arthroseschmerz:
Knie, Hüfte, oberes Sprunggelenk

→ **Anlauf- bzw. Einlaufschmerz**
  Tritt bei den ersten Bewegungen des Gelenks auf, meist
  nach längeren Ruhepausen, z. B. morgens beim Aufstehen
  oder nach längerem Sitzen. Äußert sich als unbestimmter
  Schmerz oder steifes, wie eingerostetes Gefühl, als ob sich
  das Bein erst »warmlaufen« muss wie ein Motor im Winter.
  Verliert sich nach den ersten Schritten wieder, kehrt aber
  nach einiger Zeit des Gehens oder Stehens als Ermüdungs-
  schmerz zurück.

→ **Belastungs- bzw. Bewegungsschmerz**
  Wird durch Beanspruchung ausgelöst. Der Zeitpunkt des
  Schmerzbeginns hängt meist mit dem Erkrankungsstadium
  zusammen, d. h. je weiter die Arthrose fortgeschritten ist,
  umso schneller schmerzt eine Belastung. Für den Arzt ist
  dies ein wichtiger diagnostischer Hinweis. Deshalb wird er
  im Untersuchungsgespräch danach fragen, wie lange
  schmerzfreies Gehen möglich ist bzw. nach welcher Zeit die
  Schmerzen so stark werden, dass eine belastende Tätigkeit
  abgebrochen werden muss.

→ **Ruheschmerz**
  Kommt in zwei Formen vor:
  – als vorübergehendes »ziehendes« Gefühl um das Gelenk
    oder auch als tatsächlich »im Gelenk« spürbarer Schmerz.
    Tritt so gut wie immer nur in den Ruhephasen nach einer
    Überlastung auf, etwa beim Zusammensitzen in gemüt-
    licher Runde nach einem ausgedehnten Wandertag oder
    am Abend eines körperlich anstrengenden Tages beim
    Ausruhen auf dem Sofa.
  – als regelmäßig in Ruhe und mit zunehmender Intensität
    auftretender Schmerz im fortgeschrittenen Erkrankungs-
    stadium. Kann sich zum schlafraubenden Nachtschmerz
    ausweiten.

tischer Methoden, die je nach Krankengeschichte und Beschwerdebild ausgewählt werden. Aber nicht jedes Verfahren ist gleichermaßen geeignet, bestimmte Strukturen im Gelenk darzustellen. Manche sind unerlässlich, wie das Anfertigen von Röntgenbildern, andere wiederum selten und nur in besonderen Situationen erforderlich.

Blick ins Gelenk: bildgebende Untersuchungsverfahren

Röntgenuntersuchung

Obwohl es zahlreiche »modernere« Abbildungsmethoden gibt, hat das klassische Röntgenverfahren nach wie vor die größte Bedeutung in der Arthrosediagnostik und steht daher **am Anfang** jeder weiteren Untersuchung. Später dienen Röntgenbilder auch zur **Kontrolle des Krankheitsverlaufes**. Sie können in keinem Fall durch aufwändigere und sehr spezielle Verfahren wie Computer- oder Magnetresonanztomographie (s. Seite 63) ersetzt werden.

Die Röntgenuntersuchung ist bei der Diagnose von Knochen- und Gelenkerkrankungen das wichtigste apparative Verfahren.

Bei der Röntgenaufnahme werden energiereiche Röntgenstrahlen durch das Gelenk geschickt und auf einem speziellen Film aufgefangen. Die einzelnen Gewebe sind für die Strahlung unterschiedlich stark durchlässig und lassen sich deshalb voneinander abgrenzen. Kalkreicher, eher undurchdringlicher Knochen und damit auch der Gelenkumriss erscheinen als helle Schatten. Muskeln, Sehnen und auch Knorpelsubstanz sind im Röntgenbild dagegen nicht zu sehen.

Nur die kalkreichen Knochen sind im Röntgenbild darstellbar.

Doch kann der Arzt Verschleißerscheinungen indirekt an folgenden Begleitreaktionen erkennen:

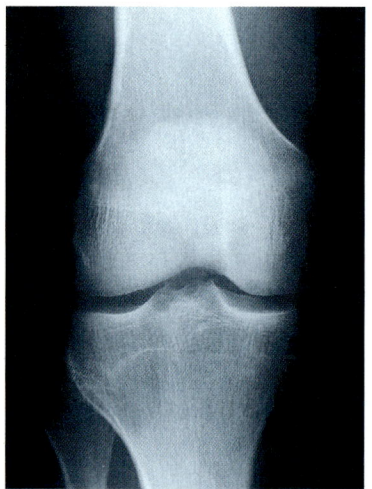 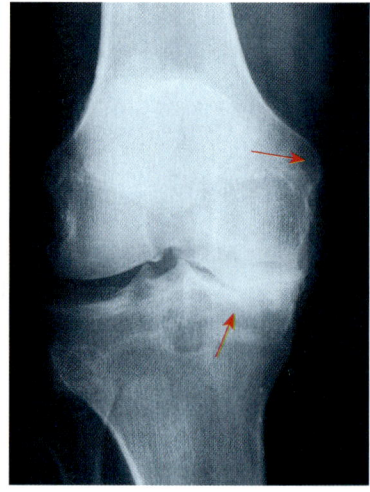

Abb. 10   Gesundes und arthrotisches Kniegelenk im Röntgenbild

Links das gesunde rechte Kniegelenk eines 30-jährigen Mannes von vorne: Der Gelenkspalt ist breit und die Knochenstruktur unverändert. Am Oberschenkel ist die Kniescheibe als heller rundlicher Schatten zu sehen.

Rechts das Gelenk eines Patienten mit fortgeschrittener Arthrose aufgrund einer O-Bein-Fehlstellung: Der innere Gelenkspalt ist aufgehoben, die schützende Knorpelschicht zerstört und die Knochen liegen aufeinander. Durch die erhöhte Druckbelastung hat sich das Knochengewebe verdichtet und erscheint heller. Auch für Arthrose typische Osteophyten – neu gebildete Knochenwülste – sind rechts oben am Gelenkrand sichtbar.

→ die Breite des Gelenkspaltes nimmt durch den zunehmenden Knorpelverlust ab,

→ gelenknahe Knochenbereiche verdichten sich als Reaktion auf erhöhten Druck,

→ zusätzliches Knochenmaterial (Osteophyten) kann sich am Gelenkrand neu bilden – ebenfalls als Reaktion auf die Fehlbelastung.

Ultraschalluntersuchung (Sonographie)

Bei der Sonographie (was übersetzt so viel heißt wie Tonaufzeichnung) wird keine Strahlung wie bei der Röntgenaufnahme, sondern Schall eingesetzt. Der nicht hörbare Ultraschall wird von einem speziellen Gerät ausgesendet, und das von den Geweben unterschiedlich stark reflektierte Echo wieder empfangen. Anschließend setzt ein Computer die Daten elektronisch zu einem Bild um. Mit einem herkömmlichen Ultraschallgerät ist Knochengewebe nur undeutlich – in Form weißer Flecken und Linien – zu erkennen; oftmals kann man den Knochenumriss nur erahnen. Veränderungen der Knochenstruktur sind also nicht zu sehen.

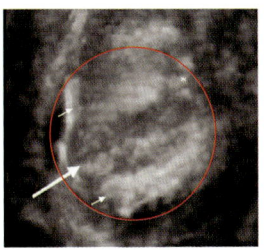

Dieses 3-D-Ultraschallbild zeigt eine gebrochene Kniescheibe (die Pfeile markieren Bruchlinie und Bruchstücke). Demgegenüber zielt die »klassische« Ultraschalluntersuchung auf Muskeln, Sehnen und Bänder.

Die neue dreidimensionale (3-D-)Sonographie leistet da schon mehr (s. Bild), ist aber noch nicht überall verbreitet. Weichteilveränderungen wie Muskelrisse, Verdickung der Gelenkinnenhaut, Meniskus- und Bänderverletzungen oder auch Flüssigkeitsansammlungen lassen sich mit der klassischen Methode gut darstellen. Die Sonographie ist also dann wertvoll, wenn auch der Zustand der gelenkumgreifenden Weichteilstrukturen beurteilt werden soll. Ein weiterer großer Vorteil der Sonographie: Sie kann, wenn nötig, risikofrei mehrfach wiederholt werden, da sie nicht mit Röntgenstrahlung belastet. Daher wird sie auch bereits seit Jahren erfolgreich in der Schwangerenvorsorge eingesetzt. Bei der Arthrose-Diagnostik steht die Sonographie jedoch nicht an erster Stelle.

Computertomographie (CT)

Die Computertomographie (*Tomographie* = Schnittdarstellung) ist eine Weiterentwicklung der Röntgentechnik. Sie verwendet daher auch Röntgenstrahlen. Während das klassische Röntgenbild allerdings nur eine zweidimensionale Darstellung zeigt, ermöglicht es die CT, zusätzlich ein dreidimensionales und damit räum-

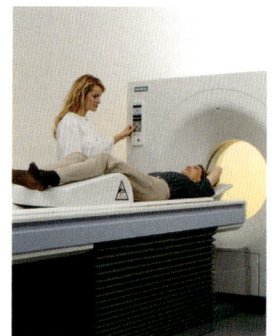

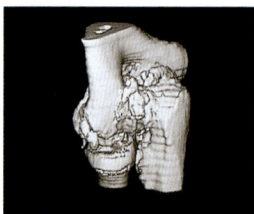

Mit der Computer-tomographie entstehen räumliche Bilder von Gelenken (unteres Bild: Ellbogengelenk mit Hilfe modernster CT-Technik dreidimen-sional modelliert).

Frische Knorpelverlet-zungen, z. B. nach Sportunfällen, lassen sich sehr gut mit der MRT darstellen. Hier wird sie zunehmend mit Erfolg angewandt.

liches Bild vom Körper bzw. von Körperteilen zu entwerfen. Ge-lenkstrukturen sind in ihren Größenverhältnissen und in ihrer Ausdehnung dadurch sehr viel besser beurteilbar als auf dem klas-sischen, »flachen«, zweidimensionalen Röntgenbild. Die Kno-chenstruktur selbst ist allerdings, ähnlich wie bei der Sonographie, weniger gut zu erkennen.

Das sehr aufwändige und kostspielige Verfahren, bei dem die Röntgenstrahlen in einem tunnelförmigen Gerät aus verschie-denen Richtungen durch den Körper geschickt werden, ist beson-deren Erkrankungen vorbehalten. Es wird z. B. bei Verdacht auf Vorliegen eines Tumors oder zur Operationsplanung eingesetzt, oder wenn eine räumliche Darstellung bestimmter Gelenke aus anderen Gründen notwendig ist. Für die Routinediagnostik bei Ar-throse ist die CT weniger von Bedeutung.

Magnetresonanztomographie (MRT)

Die MRT (der andere Name lautet Kernspinresonanztomographie) ist ebenso wie die Computertomographie sehr aufwändig. Auf den ersten Blick ähnelt sie der CT. Der wesentliche Unterschied: Die Bilder werden nicht über Röntgenstrahlung, sondern über den Einsatz eines Magnetfeldes erzeugt – die MRT ist also frei von Strahlenbelastung. Strukturen im Gelenkinneren wie **Knorpel** und **Bänder**, die sonst nicht direkt abbildbar sind, zeigt die MRT au-ßergewöhnlich gut und ist damit eine wertvolle Methode, wenn körperliche Untersuchung, Röntgenbilder und Laborwerte (s. Sei-te 68) für einen sicheren Befund nicht ausreichen. Das ist bei Arthrose allerdings nur selten ein Problem. Vielmehr kommt die MRT bei Verdacht auf einen Bänderriss oder Meniskusschäden (s. Seite 22 und ab Seite 136) zum Einsatz. Auch bestimmte Knochen-erkrankungen, beispielsweise Entzündungen oder so genannte *aseptische Knochennekrosen* (Auflösung eines Knochenbereiches infolge nicht-entzündlicher krankhafter Vorgänge), können durch die MRT ausgeschlossen bzw. bestätigt werden.

Knochenszintigraphie

Die Knochenszintigraphie (von lat. *scintillare* = flimmern) spielt für die Routinediagnostik bei Arthrose ebenfalls keine besondere Rolle. Sie ist jedoch eine wichtige Methode bei der Suche nach entzündlichen Prozessen und Geschwülsten. Die Darstellung solcher Vorgänge erfolgt durch die vorübergehende Speicherung von radioaktiven Substanzen im Gewebe, in dem Durchblutung und Stoffwechselvorgänge krankhaft gesteigert sind.

Die Methode beruht darauf, dass sich spezielle, schwach radioaktiv strahlende Substanzen (*Radionuklide*, beispielsweise *99-m-Technetium*) im Knochengewebe anreichern, es markieren und so für ein Strahlungsmessgerät »sichtbar« machen. Die Radionuklide zerfallen schnell, setzen den Körper damit nur für kurze Zeit der Strahlung aus. Vor der Untersuchung werden die Substanzen in eine Armvene gespritzt, gelangen auf dem Blutweg in den Knochen und werden von Knochenzellen aufgenommen. Dort geben sie die Radioaktivität »lichtblitzartig« ab. Mit einem Szintillationszähler kann die Radioenergie registriert und in ein Bild – das Szintigramm – umgewandelt werden.

Gelenkspiegelung (Arthroskopie)

Im Unterschied zu den bisher aufgezählten Verfahren kann man mit der Gelenkspiegelung das Gelenkinnere direkt »vor Ort«, also nicht über den Umweg einer Abbildung, untersuchen. Das Instrument, mit dem die Spiegelung durchgeführt wird, heißt **Arthro-**

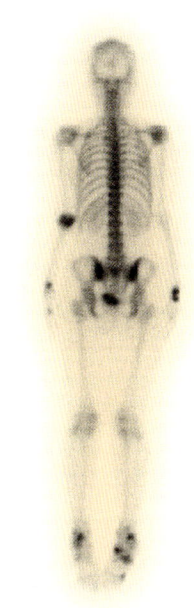

Knochenszintigramm: Anreicherung der radioaktiven Substanz an den dunklen Stellen. Dies weist auf eine vermehrte Durchblutung hin, wie sie z. B. bei Entzündungen vorkommt.

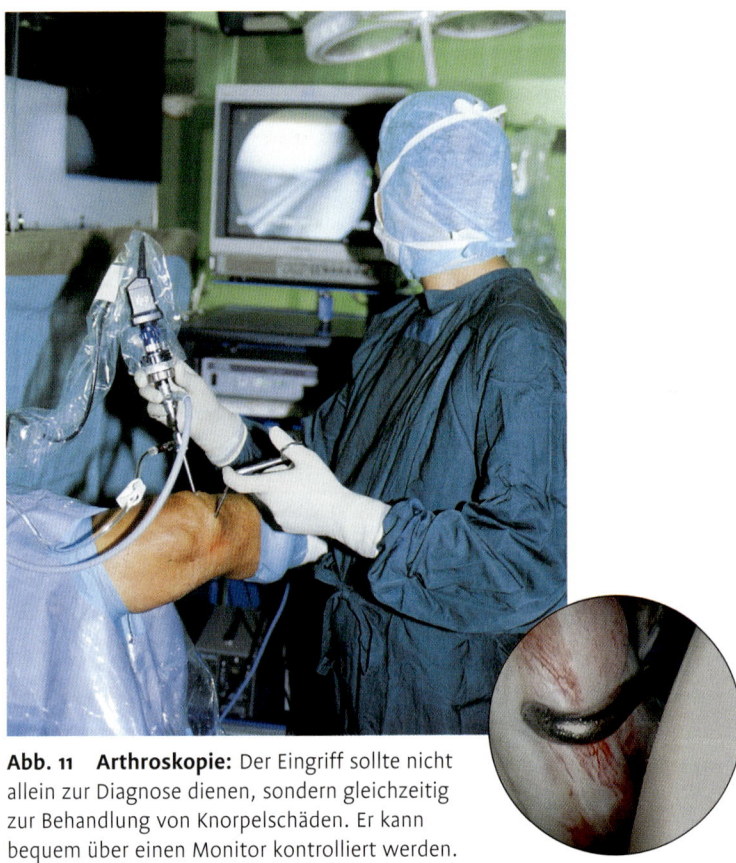

Abb. 11 **Arthroskopie:** Der Eingriff sollte nicht allein zur Diagnose dienen, sondern gleichzeitig zur Behandlung von Knorpelschäden. Er kann bequem über einen Monitor kontrolliert werden.

skop – eine etwa bleistiftdicke Kanüle, die mit einer elektronischen Miniaturkamera und einer Beleuchtungstechnik ausgestattet ist. Über einen kleinen Einschnitt, unter Vollnarkose oder örtlicher Betäubung, führt der Arzt das Arthroskop ins Gelenk ein – geeignet sind das Knie, Ellbogen-, Sprung- und Schultergelenk, seltener das Hüft- und Handgelenk – und kann die inneren Strukturen auf einem angeschlossenen Monitor betrachten.

Die Gelenkspiegelung bietet einerseits den besten Einblick ins Gelenk und ermöglicht die genaueste Beurteilung vom Ausmaß des Knorpelverschleißes oder auch von Verletzungen, z. B. einem Kreuzbandriss oder Meniskusschäden im Knie. Andererseits stellt sie aber auch eine im wahrsten Sinne des Wortes »einschneidende« Maßnahme dar.

Denn: **Die Arthroskopie ist eine Operation** – wenn auch nur mit minimaler Gelenkeröffnung. Um einen guten Einblick in das Gelenk zu bekommen, muss der Arzt dieses mit Gas oder physiologischer Kochsalzlösung aufdehnen – damit ist es einer weiteren Belastung ausgesetzt.

Ein Gelenk sollte deshalb zu rein diagnostischen Zwecken **nicht** gespiegelt werden. Trotzdem wollen wir die Arthroskopie bei der Aufzählung der diagnostischen Verfahren keinesfalls außer Acht lassen.

Liegt es nämlich nahe, gleichzeitig kleinere operative Eingriffe vorzunehmen, die aller Voraussicht nach die Beschwerden bessern können, dann ist die Gelenkspiegelung eine sehr sinnvolle und hilfreiche Maßnahme. Weiterführende Diagnose- und Behandlungsschritte können also in einem Gang erfolgen. In diesem Fall führt der Arzt über einen zweiten Schnitt ein weiteres Instrument ins Gelenk ein, um damit die inneren Strukturen abzutasten und gegebenenfalls zu behandeln (s. dazu Abb. 11).

Aufgeweichte, aufgeraute oder ausgefranste Gelenk- und Knorpelstrukturen, wie sie in Abbildung 12 rechts zu sehen sind, lassen sich mit kleinen Messern und Fräsen glätten. Eingerissene Meniskusteile können entfernt werden, ebenso Osteophyten (Knochenzacken), die über den Gelenkrand hinausstehen, Bewegungen

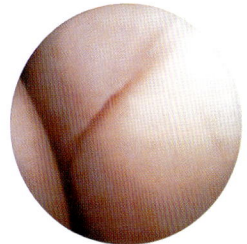

Makellos: So sieht gesunder und glatter Knorpel aus.

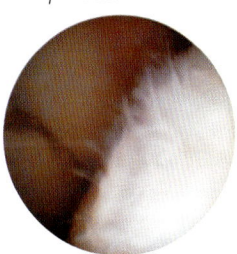

Mitgenommen: Geschädigter Knorpel kann aufgefasert und ausgefranst sein ...

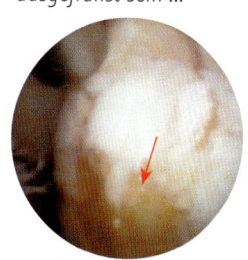

... oder wie bei einer »Knorpelglatze« stellenweise abgetragen – der Knochen liegt dann völlig blank ($\downarrow$).

Abb. 12 Blick ins Kniegelenk durch das Arthroskop

einschränken oder angrenzende Gelenkanteile reizen. Der Gelenkspalt schließlich kann gespült und damit von abgebröckelten, losen Ablagerungen befreit werden.

Darüber hinaus besteht die Möglichkeit, einen Gelenkerguss, also überschüssige Gelenkflüssigkeit, abzusaugen und im Labor untersuchen zu lassen (s. folgender Text).

Laborwerte: Was Blut und Gelenkflüssigkeit aussagen

Laborwerte: nur bei Verdacht auf eine andere Erkrankung.

Laboruntersuchungen können immer nur zusätzliche Hinweise zur Feststellung einer Arthrose liefern. Spezifische »Anzeiger« im Blut, wie sie z. B. bei einer rheumatischen Erkrankung (s. Seite 198) vorkommen, gibt es hier nicht. **Blutuntersuchungen** spielen im Rahmen der Arthrosediagnostik also eine eher untergeordnete Rolle. Sie können aber dann wichtig werden, wenn aufgrund der ersten Untersuchungen Verdacht auf eine andere Erkrankung (z. B. Gicht) besteht, oder wenn die Arthrose von einer Gelenkentzündung (Arthritis) abgegrenzt werden soll.

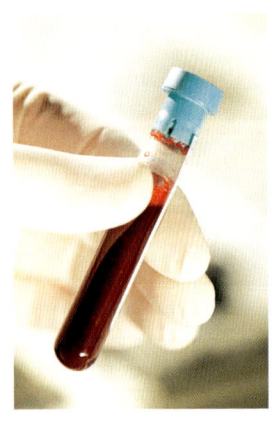

Für den Befund »Arthrose« ist die **Analyse der Gelenkflüssigkeit** ebenfalls unbedeutend. Aber auch hier gilt, dass sie andere Erkrankungen durchaus anzeigen kann. Die Gelenkflüssigkeit kann entweder im Rahmen der Arthroskopie entnommen oder aber im Zuge eines eigenen kleinen Eingriffs – der **Punktion** – mit einer Spritze abgesaugt werden.

Beim gesunden Gelenk und bei Arthrose ist das *Punktat* (die entnommene Flüssigkeit) klar und zähflüssig. Besteht jedoch eine Entzündung, dann ist es dünnflüssiger, getrübt oder verfärbt. Ist der entzündliche Prozess bakteriell verursacht, lässt sich der Erre-

ger oft mit einem entsprechenden Test nachweisen und dann gezielt mit einem *Antibiotikum* behandeln.

Fazit: Diagnostik bei Arthrose

→ *Wichtigstes apparatives Verfahren:* Röntgenaufnahme

→ *Wenn das Gelenkinnere gleichzeitig behandelt werden soll:*
Arthroskopie

→ *Nicht als Routineuntersuchungen, sondern vor allem bei*
Verdacht auf eine andere Gelenkerkrankung:
Ultraschalluntersuchung
Computertomographie (CT)
Magnetresonanztomographie (MRT)
Szintigraphie
Gelenkspiegelung (Arthroskopie)
Laboruntersuchungen des Blutes oder der
Gelenkflüssigkeit (Synovia)

Was Sie selbst für Ihre Gelenke tun können

Eine wirkliche Vorbeugung der Arthrose gibt es eigentlich nicht, da sie auch durch den natürlichen Alterungsprozess begünstigt wird. Sie können jedoch Ihre Gelenke länger funktionstüchtig und beweglich erhalten, das allzu frühzeitige Auftreten einer Arthrose verhindern oder ihr Fortschreiten verzögern, wenn Sie einige wenige Grundsätze im Auge behalten.

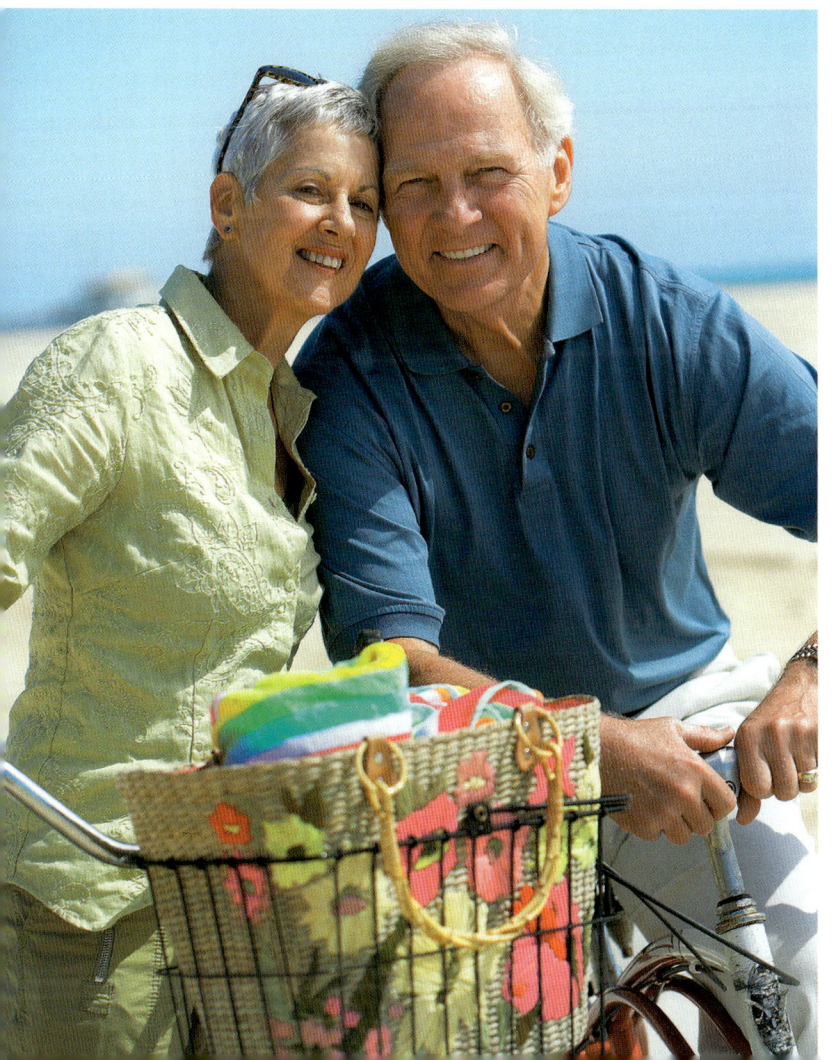

Was Sie selbst für Ihre Gelenke tun können

Bewegung ist das A und O!

Bewegungsmangel
ist arthrosefördernd.

»Wer rastet, der rostet« – für Gelenke ist dieses Sprichwort fast wörtlich zu nehmen. Dass Gelenke länger gesund, funktionstüchtig und beweglich bleiben, wenn sie in einem ausgewogenen Maß bewegt und belastet werden, ist erwiesen. Die Gelenkinnenhaut wird besser durchblutet, kann mehr Nähr- und Schmierstoffe in die Gelenkflüssigkeit abgeben und so für die einwandfreie Schmierung und Ernährung des Knorpels sorgen.

Wer sich genug bewegt,
sorgt für eine gute Er-
nährung seiner Gelenke
und besitzt kräftige und
gelenkstabilisierende
Muskulatur.

Regelmäßige körperliche Aktivität hat noch einen weiteren, ganz entscheidenden Effekt – sie erhält und kräftigt die Muskulatur. Und nur gut trainierte Muskeln sind in der Lage, Gelenke zu schützen, zu stabilisieren, zu halten und auch Fehlstellungen in gewissen Grenzen auszugleichen. Bewegung ist also gleich in zweierlei Hinsicht die treibende Kraft für die Gesunderhaltung von Gelenken.

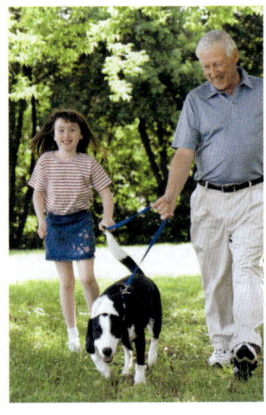

Umgekehrt ist Bewegungsmangel ein Risiko für die Gesundheit. Die Technik nimmt uns fast alles ab: Wir fahren Auto oder nehmen den Fahrstuhl, anstatt das Rad aus dem Keller zu holen oder Treppen zu steigen. Abends oder am Wochenende setzen wir uns gemütlich vor den Fernseher, statt aktiv zu sein und uns zu bewegen – im Freien oder »outdoor«, wie das heute heißt. Bewegung kann vieles sein: mit Freunden wandern oder spazieren gehen, täglich den Hund ausführen, im Garten arbeiten, tanzen, Ausdauersport praktizieren, Krafttraining oder Gymnastik im Sportverein. Oft wird gefragt, welche Art von Bewegung gelenkfreundlich ist und ob es auch schädliche Aktivitäten, insbesondere ungünstige Sportarten gibt. Dazu jetzt ein paar Informationen.

Welche Sportarten sind günstig, welche sind ungünstig?

Grundsätzlich sind alle gleichmäßigen und koordinierten Bewegungsabläufe gelenkfreundlich und damit empfehlenswert. Ungünstig und gelenkschädlich sind dagegen abrupte, ungefederte und einseitige Belastungen wie rasante und heftige Sprünge. Das heißt aber nun nicht, dass Sie mit Gelenkbeschwerden prinzipiell nicht mehr Tennis oder Squash spielen dürfen.

Welche Sportarten günstig sind und welche nicht, hängt auch davon ab, wie trainiert Sie sind. Für manche Disziplinen ist ein hohes Maß an Koordinationsfähigkeit, Geschicklichkeit und auch Kraft erforderlich. Haben Sie von Kindesbeinen an Sport getrieben, z. B. Handball im Verein gespielt, oder waren Sie immer ein Skiass, dann fällt es Ihnen sicher selbst in höherem Alter noch leicht, weiterhin sportlich aktiv zu sein und auch schwierigere Sportarten auszuüben. Waren Sie bisher aber ein Sportmuffel und möchten jetzt eine Sportart neu erlernen, dann kommt für Sie nicht unbedingt jede Disziplin in Frage. Wenn Sie ungeübt oder wenig trainiert sind, könnte es Ihnen schwer fallen, die notwendige Technik zu erlernen.

In diesem Sinne sind z. B. Tennis oder Squash wegen der extremen, abrupten und ausfahrenden Bewegungen, speziell den so genannten »stop-and-go«-Beanspruchungen mit plötzlichem, schnellem Anhalten und anschließendem Loslaufen, für Bein- und Fußgelenke eine starke Belastung. Mannschafts- und Kontaktsportarten bergen ein zusätzliches Risiko, da es beim Gegnerkontakt zu heftigen Zusammenstößen unter den Mitspielern und zu Stürzen kommen kann – eine regelrechte Quelle für Gelenkverletzungen und Dauerschädigungen. Auch beim Alpinski ist dieses Risiko hoch; belastend sind hier die Hebelwirkungen auf die Knie durch die enge Verbindung von Schuh und Ski.

Wenn Sie – auch bei Arthrose – gerne Sport treiben, tun Sie es nach dem Motto: viel Bewegung, wenig Belastung!

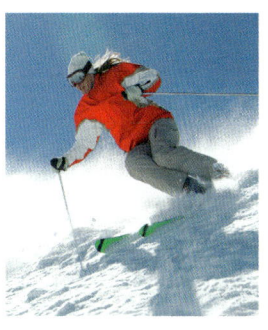

INFO

Gelenkbelastend:

- Skiabfahrtslauf
- Tennis und Squash
- Hand-, Fuß- und Basketball
- Kugelstoßen
- Hammer- und Speerwurf
- Hoch- und Weitsprung
- Gewichtheben

Was Sie selbst für Ihre Gelenke tun können

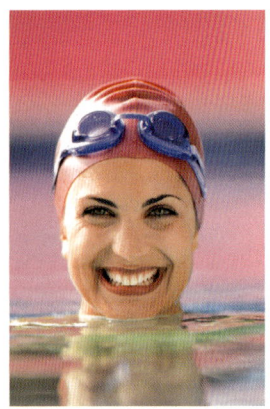

Empfehlenswert sind stattdessen alle Sportarten mit geringen Bewegungsenergien und gleichmäßigen Bewegungsabläufen, also fast alle Ausdauersportarten. Vor allem Rückenschwimmen und Kraulen sind schonender für die Gelenke als Brustschwimmen. Rad fahren und sportliches Wandern sind ebenfalls gelenkfreundlich. Auch gegen leichtes Fitnesstraining an Geräten ist nichts einzuwenden. Allerdings sollte es immer unter fachlicher Anleitung und Aufsicht stattfinden.

Wie steht es mit Leistungssport?

Kann intensives sportliches Training Arthrose auslösen? Prinzipiell nein. Bisher konnte nicht nachgewiesen werden, dass dadurch Arthrose entsteht. Sicher ist aber, dass Leistungssportler viel häufiger mit Verletzungen und Überlastungen im Gelenkbereich zu tun haben als Freizeitsportler. Davon kann auch Profisportler Georg Hackl, deutsches Rodel-Ass, ein Lied singen: Er leidet bereits an Arthrose!

TIPP

Auch bei ersten Gelenkproblemen ist jede Sportart geeignet, sofern Sie sie technisch beherrschen, gerne ausüben, aber nicht unbedingt den Ehrgeiz haben, sich bei Wettkämpfen zu messen. Grundsätzlich sollten Sie Ihre Wahlsportart immer mit der nötigen Sicherheit ausüben können. Gibt es eine besondere Technik, dann sollte sie Ihnen in »Fleisch und Blut« übergegangen sein. Wenn Sie eine Sportart neu erlernen wollen, dann tun Sie es nach der Devise: Nichts überstürzen! Fangen Sie langsam und Ihren Fähigkeiten angepasst an. Die notwendige Technik sollten Sie gegebenenfalls mit einem Trainer sorgfältig erlernen und dabei auch auf eine gute Ausrüstung Wert legen. Um ein Beispiel zu nennen: Bei allen Laufsportarten sollten die Schuhe mit durchgehend federnden, stoßdämpfenden Sohlen und stabiler Fersenabstützung ausgestattet sein, um die Fußgelenke zu entlasten und zu führen.

INFO

Gelenkfreundlich:

- Schwimmen
- Rad fahren (in der Ebene bei richtiger Sattelhöhe)
- zügiges, gleichmäßiges Gehen (Walking/Nordic Walking)
- Wandern (achten Sie auf geeignetes Schuhwerk)
- leichter Dauerlauf (Jogging) auf weichem Boden
- Skilanglauf
- Golf

Werden zudem Erholungspausen wegen des Trainingsplanes nicht lange genug eingehalten und heilen Verletzungen daher nicht aus, dann summieren sich zurückbleibende Schäden mit jeder neuen Verletzung. Auch das begünstigt Arthrose! Wer Sport leistungsorientiert betreibt, muss also noch mehr darauf achten, die Techniken ausgesprochen gut zu beherrschen, um so Unfallrisiko und Fehlbelastungen möglichst gering zu halten.

Wer Leistungssport treibt, ist nicht grundsätzlich arthrosegefährdet, sollte aber darauf achten, Verletzungen zu vermeiden bzw. diese ausheilen lassen, bevor er/sie weitertrainiert.

Gibt es eine Anti-Arthrose-Diät?

Gleich vorweg gesagt: Es gibt keine spezielle Diät, die grundsätzlich das Entstehen oder Fortschreiten einer Arthrose verhindern oder eindämmen könnte. Doch damit ist das Thema »Ernährung und Arthrose« noch nicht erschöpfend behandelt. Eine gesunde, ausgewogene und – was ganz entscheidend ist – dem Kalorienverbrauch angepasste Kost ist immer von großem Vorteil für Knorpel und Gelenke und damit für jeden sinnvoll.

Leider existieren keine besonderen Ernährungsempfehlungen bei Arthrose ...

Ernähren Sie sich ausgewogen!

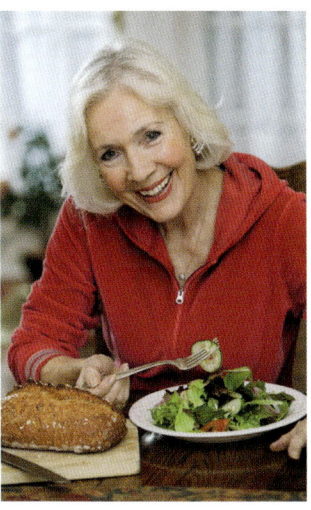

Eine ausgewogene Ernährung beeinflusst die Qualität des Knorpelgewebes sicherlich günstig, da diese wie die aller Gewebe mit dem Angebot an lebenswichtigen Nährstoffen steht und fällt. Haut, Haaren oder Nägeln können wir einen Nährstoffmangel zuweilen ansehen, dem Gelenkknorpel jedoch nicht. Ziel sollte es also sein, den Körper immer mit allen wichtigen Nährstoffen zu versorgen. Die nötigen Vitamine und

... trotzdem ist es auch für Ihre Gelenke wichtig, dass Sie sich ausgewogen, vitamin- und mineralstoffreich ernähren.

Mineralien liefern nur abwechslungsreiche Mahlzeiten, die nicht ganze Lebensmittelgruppen wie Obst auslassen. Brot (idealerweise aus Vollkorn), Gemüse, Kartoffeln, Salat, frisches Obst, Fisch und in Maßen auch Fleisch – all dies sollte auf Ihrem Speiseplan nicht fehlen.

Achten Sie auf Ihr Körpergewicht!

Die Gewichtskontrolle steht bei Gelenkproblemen im Vordergrund.

Noch bedeutender beim Thema »Ernährung und Arthrose« ist die Kalorienzufuhr. Das heißt, Sie sollten nicht mehr essen, als Sie auch wirklich brauchen. Übergewicht ist zwar nicht der ausschlaggebende, aber der treibende Faktor für die Entwicklung von Gelenkverschleiß. Insbesondere Ihren Gelenken an den unteren Extremitäten zuliebe sollten Sie also überschüssige Pfunde loswerden – auf Dauer sicher ein lohnendes Ziel. Ab welchem Gewicht Pfunde überschüssig sind, ist individuell verschieden und hängt von Alter, Körpergröße und Geschlecht ab. Vom Begriff des »Idealgewichts« ist man deshalb mittlerweile abgerückt, zugunsten eines breiteren, **akzeptablen Gewichtsbereiches**, der individuellen Gewichtsschwankungen Rechnung trägt. Es sind heute zwei Berechnungsformeln üblich:

Beim Broca-Index (Sollgewicht) handelt es sich zunächst um eine Bezugsgröße für den akzeptablen Gewichtsbereich.

Broca-Index: Er verbindet die Körpergröße in cm mit dem Körpergewicht in kg und liefert zunächst das so genannte **Sollgewicht**. Es dient als Bezugsgröße für den akzeptablen Gewichtsbereich, der bei Männern zwischen plus 10 bis minus 10 Prozent vom ermittelten, persönlichen Sollgewicht liegt. Bei Frauen ist eine Abweichung von minus 15 bis plus 10 Prozent akzeptabel. In der Medizin wird jemand dann als therapiebedürftig, also als krankhaft übergewichtig angesehen, wenn er 20 Prozent über seinem Sollgewicht liegt. Hier spricht man dann von **Fettsucht** oder *Adipositas*.

Ein Beispiel: Ein 1,78 m großer Mann mit einem Sollgewicht von 78 kg sollte idealerweise nicht schwerer sein als ungefähr 86 kg. Bei einem Gewicht von rund 93 kg hätte er die medizinische Grenze zur Fettsucht erreicht.

So errechnen Sie Ihren Broca-Index:

Sollgewicht [kg]
= Körpergröße [cm] minus 100

Akzeptabler Gewichtsbereich
für Männer: **Sollgewicht –10 % bis +10 %**
für Frauen: **Sollgewicht –15 % bis +10 %**

Etwas »strenger« und mit mehr Rechenaufwand verbunden ist der so genannte **Body-Mass-Index**, kurz **BMI**. Er gibt das Verhältnis zwischen Gewicht und Körperoberfläche an. Zu seiner Berechnung wird das Körpergewicht in Kilogramm durch das Quadrat der Körperlänge in Metern geteilt.

Der akzeptable Gewichtsbereich liegt für Männer und Frauen zwischen 18,5 und 24,9. Krankhaftes Übergewicht (Adipositas) besteht ab einem Body-Mass-Index von 30.

Der Body-Mass-Index (BMI) setzt das Körpergewicht mit der Körperoberfläche ins Verhältnis.

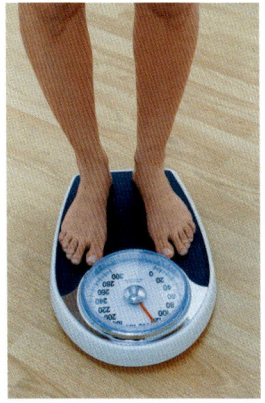

So errechnen Sie Ihren BMI:

$$BMI = \frac{\textbf{Sollgewicht [kg]}}{\textbf{Körpergröße [m] x Körpergröße [m]}}$$

Akzeptabler Gewichtsbereich
für Männer und Frauen
BMI: 18,5 bis 24,9

Treten Sie rechtzeitig
auf die Kalorienbremse!

Spätestens wenn Sie deutlich übergewichtig sind, sollten Sie beim »Futtern« bremsen. Einfacher ist es allerdings, schon bei einer geringen Gewichtszunahme etwas zu unternehmen. Dies fällt leichter als zu einem späteren Zeitpunkt, wenn sich bereits viele überschüssige Pfunde angesammelt haben. Kontrollieren Sie Ihr Gewicht deshalb regelmäßig. Aber denken Sie auch daran, dass jeder Mensch sein Wohlfühlgewicht hat, das er »verteidigt«. Solange Sie sich im akzeptablen Gewichtsrahmen bewegen und wohl fühlen, besteht kein Grund, strenge Fastendiäten einzuhalten.

Dank Hüftscreening: von Geburt an ein Risiko weniger

Die Hüftdysplasie ist keine seltene Erkrankung. Sie tritt bei Mädchen vier- bis fünfmal häufiger auf als bei Jungen.

Der beste Weg zur Vorbeugung besteht wie bei jeder Erkrankung darin, ihre Ursache direkt anzugehen. Im Falle der **Hüftgelenksdysplasie**, der unvollständigen Ausreifung des Hüftgelenks, die wir auf Seite 51 schon beschrieben haben, ist man dem bereits sehr nahe gekommen. Unbehandelt kann sie schwere Gelenkschäden nach sich ziehen. Wird die Hüftdysplasie aber frühzeitig erkannt, ist eine Behandlung in aller Regel unkompliziert und vor allem erfolgreich.

Ob eine Hüftdysplasie vorliegt, kann schon bald nach der Geburt mit einer Ultraschalluntersuchung sicher festgestellt werden.

Da sich diese Fehlbildung im Rahmen der Gesundheitsvorsorge bereits in den ersten

Lebenstagen mit einer einfachen Ultraschalluntersuchung, der Hüftsonographie *(Hüftscreening)*, sicher feststellen lässt, muss heute eigentlich niemand mehr mit Spätschäden rechnen.

Die Hüftdysplasie ist häufig: Jedes dritte Kind kommt bei uns mit einer nicht vollständig ausgereiften Hüfte zur Welt. Bei rund zwei Prozent der Babys ist eine Behandlung nötig. Oft kann bereits das Tragen einer Spreizhose helfen. Dabei werden die Beine einige Wochen lang mittels einer **Kunststoffschale** so weit auseinandergeschoben, dass der Hüftkopf einen Reiz auf die Pfanne ausübt, sich besser auszuformen und normal weiterzuentwickeln. Die Fehlstellung kann zwar auch später noch – beim Jugendlichen oder jungen Erwachsenen – in einer Umstellungsoperation korrigiert werden (s. ab Seite 109), meist sind dann aber bereits Schäden am Gelenk entstanden.

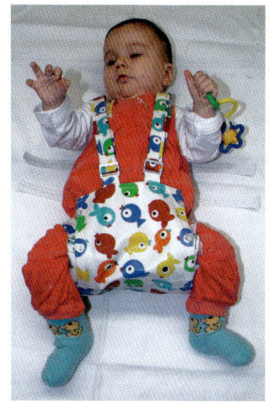

Mit Hilfe einer Spreizhose kann sich seine Hüfte normal weiterentwickeln.

Seit 1996 gehört die spezielle Ultraschalluntersuchung Neugeborener zum allgemeinen Kindervorsorgeprogramm der Krankenkassen, die die entstehenden Kosten übernehmen. Es bleibt zu wünschen, dass Eltern und Ärzte diese wichtige und absolut harmlose Vorsorgeuntersuchung auch wirklich wahrnehmen, da sie für eine gesunde körperliche Entwicklung so vieler Betroffener entscheidend sein kann.

Heilen oder lindern – welche Therapie zu welchem Zweck?

Eine Arthrose zu heilen, d. h. die völlige Beschwerdefreiheit wieder-zuerlangen und geschädigten Knorpel zu regenerieren, ist im Erwachsenenalter nicht mehr möglich. Verlieren Sie trotzdem nicht den Mut. Es gibt zahlreiche Maßnahmen, mit denen die Funktionsfähigkeit geschädigter Gelenke verbessert und Schmerzen gelindert werden können. Das folgende Kapitel gibt Ihnen einen Überblick darüber, welche Behandlungsformen wann in Frage kommen.

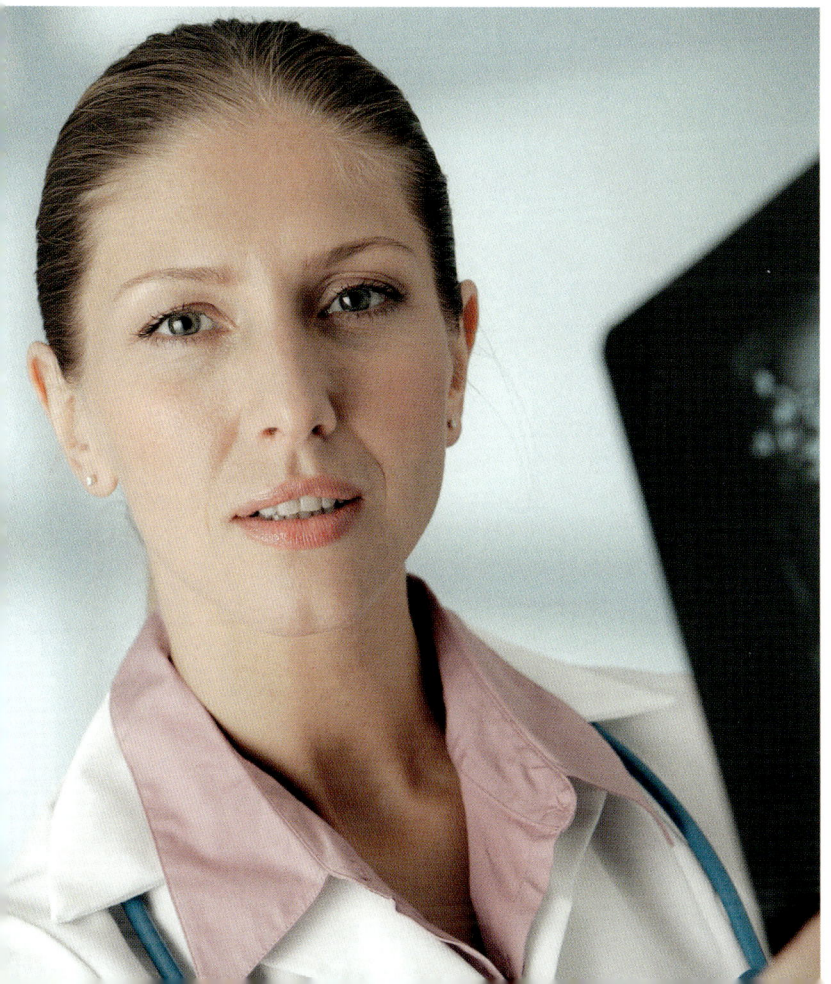

Wann ist eine Behandlung sinnvoll?

Solange die Arthrose ruht und keinerlei Beschwerden macht, sind spezielle Maßnahmen nicht unbedingt nötig.

Eine Arthrose verläuft in aller Regel schubweise und bereitet deshalb auch nicht ununterbrochen Beschwerden. Allein der klinische Befund muss daher nicht sofort eine Therapie nach sich ziehen. Versteht man aber unter dem Begriff »Behandlung« auch den schonenden und sorgsamen Umgang mit arthrotischen Gelenken, der einer Aktivierung und damit einer schnellen Weiterentwicklung der Erkrankung vorbeugen kann, so ist in der Tat auch in beschwerdefreien Zeiten eine dauerhafte Therapie erforderlich.

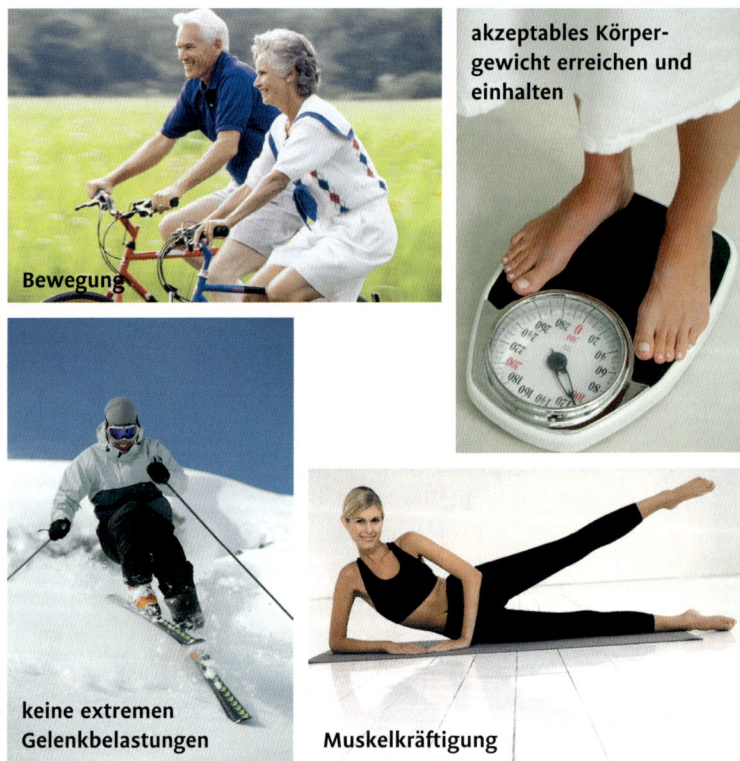

Bewegung

akzeptables Körpergewicht erreichen und einhalten

keine extremen Gelenkbelastungen

Muskelkräftigung

In diesem Sinne vorbeugende, prophylaktische Maßnahmen kennen Sie bereits aus dem vorangegangenen Kapitel (zur Erinnerung vier Bilder).

Den Einsatz von Krankengymnastik bzw. *Physiotherapie* und Medikamenten oder gar eine Operation wird der Arzt erst dann erwägen, wenn Schmerzen auftreten und die Gelenkbeweglichkeit mehr und mehr nachlässt. Mit anderen Worten: wenn die Bewegungsfreiheit beeinträchtigt ist. Doch auch für den Fall, dass diese Entwicklung in absehbarer Zeit zu befürchten ist, die Arthrose sich also anschickt, zu einer wirklichen Erkrankung zu werden, können physiotherapeutische Behandlungen wirksam eingesetzt werden.

Physiotherapie erhält die Gelenkbeweglichkeit

Die Physiotherapie ist die Basisbehandlung schlechthin bei Arthrose und steht als nicht-operative Maßnahme immer an erster Stelle.

Hierbei wird der Körper mit physikalischen Mitteln, also mit **Bewegung, Wärme, Kälte** oder **elektrischem Strom** gekräftigt und dazu angeregt, seine Selbstheilungskräfte verstärkt zu entfalten. Der gestörte Stoffwechsel im Gelenk und den umliegenden Weichteilen soll wieder ins Gleichgewicht gebracht, Schmerzen sollen gelindert werden. Der Arzt unterscheidet zwischen aktiven und passiven Anwendungen: Zur Krankengymnastik müssen Sie ganz klar selbst »Ihren Beitrag leisten«, also hier *aktiv* mitarbeiten. Mit Massagen oder Wärmepackungen *lassen* Sie sich behandeln.

Die Behandlung einer Arthrose beginnt mit der Physiotherapie – sie sollte die Erkrankung in allen Stadien begleiten.

Alle Behandlungsformen haben eines gemeinsam: Neben ihrer direkten positiven Wirkung auf das Gelenk beeinflussen sie auch dessen Umgebung bzw. den Organismus als Ganzes. Der Arzt wird die einzelnen Maßnahmen daher individuell auswählen und zusammenstellen. Nicht jede Behandlung, die dem einen Patienten hilft, ist auch bei einem anderen sinnvoll. So bestimmen das Stadium der Arthrose, das Lebensalter oder andere bestehende Erkrankungen den Therapieplan mit.

Wir können an dieser Stelle deshalb nur auf die allgemeine Wirkungsweise der verschiedenen Maßnahmen eingehen.

Die Physiotherapie umfasst:
→ Krankengymnastik/Trainingstherapie
→ Massagen
→ Wärme- und Kältebehandlungen
→ Elektrotherapie
→ Ultraschallbehandlung

Gymnastik, Trainingstherapie, Massage

Die Krankengymnastik ist eine ganz spezielle Form der Bewegungstherapie und in ihrer Art unersetzlich.

Was jeweils die günstigste Maßnahme bei Arthrose ist, lässt sich pauschal nicht beantworten. **Gymnastik** wie **Massage** umfassen eine Vielzahl von Methoden, oft mit verschiedener Wirkung und daher gezielter Verordnung. Besonders wirkungsvoll sind Bewegungsübungen in warmem Wasser (s. Seite 90). Die **medizinische Trainingstherapie** setzt die Krankengymnastik quasi mit anderen Mitteln fort, baut das »wiederherzustellende Gelenk nebst Umfeld« weiter auf.

Ziele der **Gymnastik** sind je nach Bedarf:

→ Muskeln zu stärken, zu dehnen und Verspannungen zu lösen,
→ Gelenkschwellungen zu vermindern,
→ die Beweglichkeit und die Funktion des Gelenks zu erhalten und zu verbessern,
→ Schmerzen zu lindern.

Viele Patienten reagieren zunächst skeptisch gegenüber der Krankengymnastik (KG), empfinden sie als »Quälerei«, möchten sich – etwa nach einem anstrengenden Arbeitstag – lieber ausruhen oder sich bei einer Massage entspannen. Dieser Wunsch ist zwar verständlich, und zugegebenermaßen sind all die passiven Maßnahmen bequemer als die mit eigener Muskelkraft zu bewerkstelligende, oft anstrengende »Überei«. Doch die gezielten, aber schonenden, nicht belastenden Bewegungsübungen sind notwendig, damit ein erkranktes Gelenk seine Aufgaben überhaupt erfüllen kann. Ein ruhig gestelltes, erst recht ein arthrotisches Gelenk »verkümmert« bekanntlich und verliert seine Funktionsfähigkeit.

Die **medizinische Trainingstherapie** (MTT) kommt zum Zuge, wenn Sie sich schon einen »muskulären Grundstock« durch die Krankengymnastik aufgebaut haben. Unter Leitung eines Sportlehrers üben Sie an Geräten. Am »Cross-Walker« z. B. trainieren Sie Ausdauer und Dynamik, am Kippbrett z. B. Ihre Koordination, an der Beinpresse die Muskelkraft. An Seilzuggeräten ist ein gezieltes Kraft-Ausdauertraining einzelner Muskelgruppen möglich. Gerade ein neu eingesetztes Kunstgelenk braucht diese Therapie zur Stabilisierung. Verbesserte Muskelkraft, Ausdauer und Bewegungskoordination begünstigen aber auch körperliche Alltags- und Freizeitaktivitäten.

INFO

Eine gute muskuläre Führung schützt und entlastet Gelenke; zugleich sollten erkrankte Gelenke so oft wie möglich bewegt und normal belastet werden.

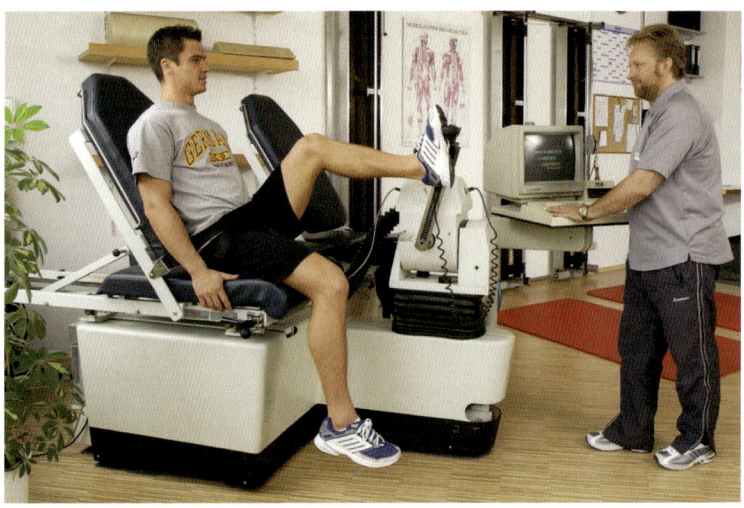

MTT: Arzt und Sportlehrer legen einen individuellen Therapieplan fest und überwachen das Muskeltraining.

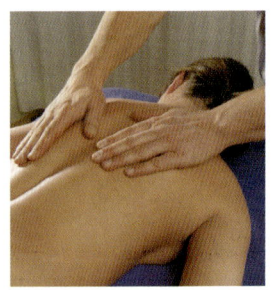

Massagen können unterstützend zu anderen Behandlungen eingesetzt werden.

Massagen – es gibt auch hier eine Vielzahl unterschiedlichster Methoden – sind grundsätzlich ebenso in der Lage, verkrampfte Muskeln zu lockern, geschwollene Beine zu entstauen und die Durchblutung zu fördern. Aber einen schwachen Muskel so zu kräftigen und ihn wieder »auf Vordermann« zu bringen, dass er das Gelenk auch stützt, das vermag die Massage nicht. Außerdem kann nur da massiert werden, wo ohnehin schon »Masse«, also Muskulatur, vorhanden ist. Mangelnde Muskelmasse muss also zuvor erst mit entsprechendem Training aufgebaut werden. Deshalb eignen sich Massagen eigentlich nur zur unterstützenden Behandlung.

Massage und Krankengymnastik sind also zwei völlig verschiedene Therapieformen, die sich aber durchaus sehr gut ergänzen. Hat der Arzt – wie im Fall von Arthrose – die Möglichkeit zu wählen, wird er in der Regel die Krankengymnastik bevorzugen. Er schreibt ein

Rezept aus, auf dem spezielle, auf das jeweilige Gelenk abgestimmte Übungen verzeichnet sind. Diese erlernen Sie dann unter fachlicher Anleitung in der krankengymnastischen Praxis.

Bei allen Arthroseformen ist entscheidend, dass Sie nicht nur vier- oder fünfmal zum Krankengymnasten gehen, nach dem Motto »damit habe ich mein Soll erfüllt«. Vielmehr besteht das Ziel darin, zunächst einfache, aber effektive Übungen zu erlernen, die Sie selbstständig auch zu Hause richtig durchführen und später steigern bzw. eventuell sogar ausbauen können, indem Sie eine Phase der medizinischen Trainingstherapie anschließen.

Die Regelmäßigkeit des Trainings ist dabei das A und O: Üben Sie **täglich**, vielleicht auch mehrmals. Jeden Tag eine halbe Stunde ist besser als zweimal pro Woche zwei Stunden. Nur so lässt sich die Muskulatur allmählich kräftigen und sie wird stark genug, um das lädierte Gelenk zu stützen und zu schützen.

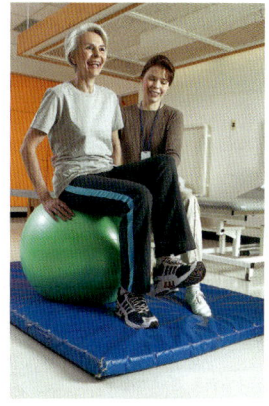

Beim Krankengymnasten erlernen Sie wirksame Übungen, die Sie auch zu Hause anwenden können: bitte regelmäßig durchführen!

Wärme- und Kältetherapie

Wärme- wie Kälteanwendungen sind grundsätzlich gut geeignet, um direkt am »Ort des Geschehens« einzuwirken – jedoch mit unterschiedlichem Erfolg: Während der eine kühlende Eisumschläge als wohltuend empfindet, schwört der andere auf warme Packungen. Jeder sollte also zuerst selbst ausprobieren, was ihm gut tut.

Erfahrungsgemäß wirkt **Wärme** bei vielen Arthrosegeplagten schmerzlindernd und »heilsam«. Sie erweitert die feinsten Blutgefäße, fördert so Durchblutung, Stoffwechsel und Versorgung des Gewebes. Dies alles beschleunigt den Heilungsvorgang. Weitere Effekte: Verkrampfte Muskeln werden gelockert und steife Gelenke

Wärme und Kälte fördern die Durchblutung des Gewebes und entkrampfen die Muskulatur.

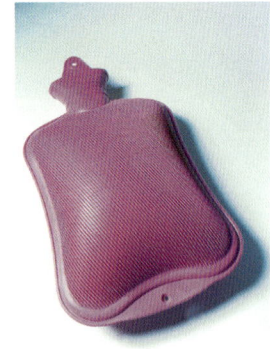

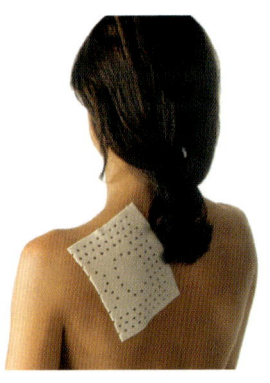

Wärmepflaster

wieder beweglicher. Bei sehr schmerzhaften Bewegungen kann ein krankes Gelenk durch die lindernde Wärmebehandlung auch gut auf die Krankengymnastik vorbereitet werden.

Es gibt die verschiedensten, auch leicht zu Hause durchführbaren Anwendungen, etwa feucht-warme Umschläge mit einem im Wasserbad erwärmten Tuch oder einem Heublumensäckchen. Wenn Sie trockene Wärme als angenehmer empfinden, dann eignen sich Rotlichtgerät, Wärmflasche oder Heizkissen. Auch strumpfähnliche Gelenkwärmer aus Angorawolle oder anderen wärmenden Materialien, die tagsüber bequem unter der Kleidung getragen werden können, sind dienlich.

Intensive trockene Wärme erzeugt Fango – ein Mineralschlamm aus Thermalquellen. Fango ist als feste, aber biegsame Platte in der Apotheke gebrauchsfertig erhältlich, kann im Wasserbad bei 50 bis 60 °Celsius oder im Backofen mehrfach erwärmt und anschließend auf die schmerzende Körperstelle gelegt werden. Wärmeentwicklung erzielen auch Salben, Gele oder Pflaster mit durchblutungsfördernden Inhaltsstoffen (Cayennepfeffer, Salizylate, Nikotinsäure und ätherische Öle wie Kampfer oder Menthol). Beliebt sind salizylathaltige Pasten, die als Packung warm oder kalt aufgetragen werden und so längere Zeit einwirken können.

Auf **Kälte** reagieren die Blutgefäße zunächst, indem sie sich zusammenziehen. Nach einiger Zeit weiten sie sich jedoch wieder und es kommt ebenfalls zu verstärkter Durchblutung und Erwärmung. Diese Reaktion kennen Sie sicher auch noch aus Ihrer Kindheit, wenn bei einer Schneeballschlacht die Hände zunächst weiß und kalt, dann aber plötzlich rot und heiß wurden und prickelten. Gleichzeitig hat Kälte aber auch eine gewisse betäubende, also eine schmerzlindernde sowie eine abschwellende Wirkung.

Bei **aktivierter Arthrose** mit akuten Schmerzen und möglicherweise Schwellung und Erwärmung des Gelenks wirkt sich Kühlen oft günstiger aus als Wärmen. Der Arzt rät dann eher zu kalten Umschlägen, beispielsweise mit einem in Eiswasser getauchten Baumwolltuch, das Sie um das Gelenk wickeln. Sie können auch Eiswürfel in ein Tuch einschlagen oder in einen Plastikbeutel füllen und damit die schmerzende Partie leicht einreiben, bis die Eiswürfel geschmolzen sind.

Handlicher sind so genannte Kalt-Heiß-Kompressen (in der Apotheke erhältlich). Die Päckchen gibt es seit einiger Zeit auch in unterschiedlichen Größen und Formen, abgestimmt auf verschiedene Körperpartien und Gelenke. Sie enthalten ein Spezialgel, das sich sowohl im heißen Wasserbad oder in der Mikrowelle erwärmen als auch im Gefrierfach abkühlen lässt, die Temperatur lange hält und dabei weich und formbar bleibt. Je nach Bedarf können die Gelkissen so für warme oder kalte Umschläge verwendet werden. Eissprays, die Sie ebenfalls in der Apotheke bekommen, entwickeln ihren kühlenden Effekt beim Aufsprühen durch Verdunstung.

Wärme und Kälte wirken weitaus intensiver in Verbindung mit Wasser. Aus dem Behandlungsspektrum bei Arthrose ist deshalb vor allem die Warmwasseranwendung, die so genannte **Balneotherapie**, nicht mehr wegzudenken (der Name leitet sich vom lateinischen Wort *balneum* = das Bad ab). Ihr positiver und heilsamer Effekt liegt in der entspannenden und krampflösenden Wirkung auf die gelenkumgebende Muskulatur, die sich in schmerzhaften arthrotischen Phasen wie zum Selbstschutz und um das Gelenk ruhig zu stellen, verkrampft, verhärtet und verkürzt. Nach mehrfachen Warmwasseranwendungen lassen die Schmerzen langsam nach, und die Gelenkbeweglichkeit nimmt wieder zu.

Kälteanwendungen werden meist bei akuten Schmerzen empfohlen.

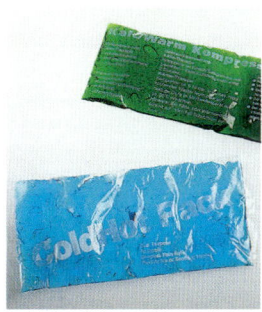

Solche Gelkompressen (Cold-Hot-Packs) sind handlich, bequem in der Anwendung und können kalt oder warm verwendet werden. Wickeln Sie die Päckchen vor dem Auflegen in ein Tuch ein, um die Haut vor Unterkühlung bzw. Überhitzung zu schützen!

A C H T U N G

Das medizinische Bewegungsbad ist nicht für alle Patienten geeignet. Wer unter einer Herz-, Kreislauf- oder Gefäßerkrankung leidet (u. a. Herzmuskelschwäche, Herzkranzgefäßerkrankungen, Bluthochdruck oder Krampfadern), darf wegen möglicher Komplikationen an der Wassergymnastik nicht teilnehmen. Die Anstrengung im warmen Wasser könnte zu Brustenge, Übelkeit, Herzrasen oder weiterem Blutdruckanstieg führen. Auch sind die verordneten Ruhepausen von ein bis zwei Stunden nach einem solchen Bewegungsbad von allen Teilnehmern unbedingt einzuhalten!

Die Balneotherapie
Diese physikalische Behandlungsform umfasst

→ Warmwasser-Wannenbäder:
  Ihre Wirkung lässt sich durch Zugabe milder pflanzlicher Badeextrakte noch verbessern, z. B.:
  Rosmarin- und Latschenkieferextrakte zur Durchblutungsförderung, Fichtennadel-, Lavendel- oder Baldrianauszüge zur Entspannung, Heublumenzusätze zur Entkrampfung;
→ Schwefel-, Sole-, Schlamm- oder Moorbäder
  (zur Stoffwechselanregung und Muskellockerung) sowie die
→ *Thalassotherapie:* Sie nutzt das Meerwasser.

Eine besondere therapeutische Wirkung auf ein arthrotisches Gelenk entfaltet die Kombination von **Krankengymnastik und Warmwasseranwendung**: Bewegungen, die im Trockenen mit

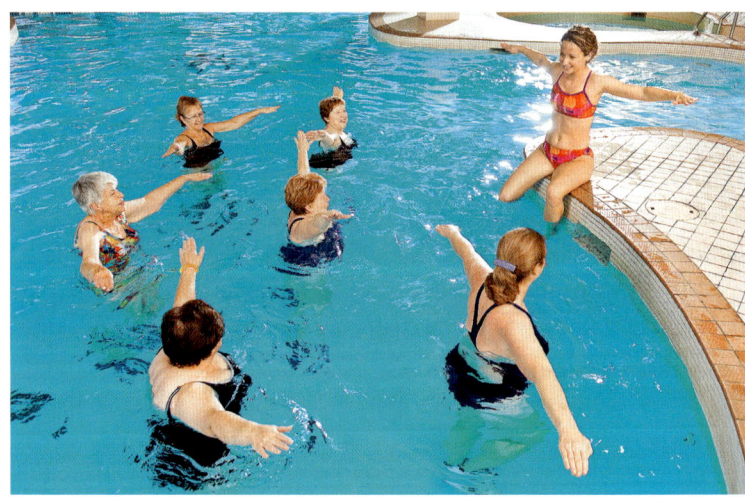

Andere Bezeichnungen für die Krankengymnastik in warmem Wasser sind »Wassergymnastik« oder »medizinisches Bewegungsbad«.

intensiven Schmerzen verbunden und häufig nur mühsam ausführbar sind, werden durch das Zusammenspiel von entkrampfender Wärme – die Temperatur beträgt etwa 32 °Celsius – und der »Schwerelosigkeit« im Wasser plötzlich wieder viel leichter und vor allem schmerzfreier möglich. Außerdem kräftigen die Übungen gegen den Wasserwiderstand äußerst effektiv eine geschwächte Muskulatur.

Elektrotherapie

Auch elektrischer Strom ist therapeutisch nutzbar, wenn auch nicht in jeder Form. So kann der übliche Wechselstrom aus der Steckdose natürlich nicht verwendet werden. Für therapeutische Zwecke muss die gewünschte und dem Körper angepasste Stromart entweder gezielt erzeugt oder umgewandelt werden. Gemeinsam ist bei allen Strombehandlungen, dass sie die Durchblutung, den Stoffwechsel und den Abtransport von Schlacken fördern, Entzündungsprozesse dämpfen und durch Wärmebildung entkrampfend wirken. Schmerzen durch verspannte Muskulatur und gereizte Sehnen werden gelindert.

Die Elektrotherapie sollte nur von fachlich geschulten Therapeuten durchgeführt werden.

Prinzipiell stehen zwei Arten zur Verfügung: *Gleich-* und *Wechselstrom*. **Wechselstrom** wird je nach gewünschter Wirkung in unterschiedlichen Frequenzbereichen genutzt:

→ als Niederfrequenzstrom (Frequenzen unter 1000 Hertz, z. B. Impulsstrombehandlung mit TENS-Geräten, s. Seite 94),

→ als Mittelfrequenzstrom (Frequenzen zwischen 1000 Hertz und 10 000 Hertz, z. B. Interferenzstrombehandlung, s. Seite 94) und

→ als Hochfrequenzstrom (Frequenzen über 10 000 Hertz, z.B. Mikrowellenbehandlung, s. Seite 95).

Wechsel- und Gleichstromanwendungen haben ähnliche Wirkungen: Schmerzlinderung und Entspannung stehen dabei im Vordergrund.

Gleichstrom (= *galvanischer Strom*) übt zusätzlich einen direkt schmerzmildernden Effekt auf überreizte Nervenkörperchen aus. Die Elektrotherapie wird daher – meist in Ergänzung zu anderen Behandlungsformen – zur Schmerzlinderung und Muskelentspannung bei Arthrose und rheumatischen Erkrankungen, z. B. rheumatoide Arthritis, eingesetzt. Sogar bei Lähmungen kann sie das Muskelaufbautraining unterstützen.

Hier darf die Elektrotherapie aus medizinischen Gründen nicht eingesetzt werden:

→ bei Patienten, die einen Herzschrittmacher tragen oder eine Pumpe zur gleichmäßigen Abgabe eines Arzneistoffes unter die Haut, z. B. eine Insulinpumpe bei Diabetes;

→ wenn Metallkörper wie Schrauben, Nägel, Platten oder künstliche Gelenke im stromdurchflossenen Gebiet liegen – bei Frauen zählt hierzu auch die kupferhaltige Gebärmutterspirale zur Empfängnisverhütung *(Intrauterinpessar)*;

→ bei akuten eitrigen Entzündungen;

→ bei frischen Thrombosen (Gefäßverschlüsse durch Blutgerinnsel), besonders in den Beinvenen;

→ bei frischen Venenentzündungen oder entzündlichen Erkrankungen der Arterien und Venen *(Angiopathien)*;

→ bei schweren arteriellen Durchblutungsstörungen.

Je nach Frequenz und Spannungswert der eingesetzten Stromart liegt der Behandlungsschwerpunkt mehr im **entspannenden, anregenden, schmerzlindernden** oder **antientzündlichen** Effekt.

Bis auf wenige Ausnahmen – hierzu zählen Gleichstrombehandlungen (auch die Iontophorese) und Reizstrom – können daher alle Stromsorten je nach gewünschter Wirkung miteinander kombiniert werden. Im Folgenden geben wir Ihnen einen Überblick über die wichtigsten elektrotherapeutischen Anwendungen.

Iontophorese: Prinzip der Behandlung ist, die Wirkstoffe von Salben oder Gelen mit Hilfe von konstantem Gleichstrom besser durch die Haut zum Gelenk zu schleusen. Iontophorese heißt so viel wie Ionenwanderung, was sich darauf bezieht, dass die Wirkstoffe hierzu elektrisch geladen, also als *Ionen* vorliegen müssen. Die Haut über der schmerzenden Partie wird zuerst mit einer entsprechenden Salbe bestrichen, bevor die Elektroden angebracht werden. Aufgrund ihrer vorwiegend schmerzlindernden, aber auch antientzündlichen und leicht überwärmenden Wirkung wird die Iontophorese hauptsächlich bei aktivierter Arthrose, bei Muskel- und Sehnenansatzschmerzen (z. B. Tennisellbogen) und auch bei nicht-entzündlichen Kreuzschmerzen eingesetzt.

Hydroelektrisches Bad: Hierunter versteht man die »Elektrotherapie im Wasser«. Es gibt zwei Formen, bei beiden wird Gleichstrom verwendet:

→ das Vollbad bzw. *Stangerbad* für den gesamten Körper und
→ das Teilbad bzw. *Zellenbad* für einzelne Körperpartien (beim Vierzellenbad beispielsweise werden Arme und Beine in je eine wassergefüllte Wanne getaucht).

An der elektrisch nicht leitenden Wannenwand sind Metallelektroden angebracht, die den Strom zunächst im Wasser verteilen. Von hier fließt er in den Körper. Das Wasser wird so zu einer rundum optimal angepassten »Körperelektrode«. Das hydroelektrische Bad wirkt entspannend, leicht überwärmend und dadurch schmerzlindernd. Haupteinsatzgebiet sind Arthrosen der großen Gelenke

Die verschiedenen Stromsorten können auch kombiniert werden.

Vorteil der Iontophorese: Die Wirkstoffe dringen tiefer und schneller ins Gewebe ein.

Durch das Wasser wird der heilsame elektrische Strom gleichmäßig an alle Körperpartien geleitet.

93

– Knie- und Hüftarthrose – sowie chronische Wirbelsäulenbeschwerden und bestimmte rheumatische Erkrankungen (z. B. *Morbus Bechterew*).

Diadynamik ist vielfältig einsetzbar, weil ihre Hauptwirkung individuell abgestimmt werden kann.

Diadynamik: Der Name bezeichnet die Anwendung elektrischer Ströme, die durch Kombination von Gleich- und Wechselstromanteilen erzeugt werden. Ihre Hauptwirkung kann man durch Änderung der Wechselstromqualität, also der Stromfrequenz, nach Wunsch variieren. Auf diese Weise lässt sich ein mehr schmerzlindernder, entspannender oder anregender Effekt erzielen. Das Einsatzgebiet ist entsprechend breit: rheumatische Erkrankungen, Muskelschwund, Schmerzzustände an Gelenken, in der Muskulatur oder im Bereich des Nervensystems.

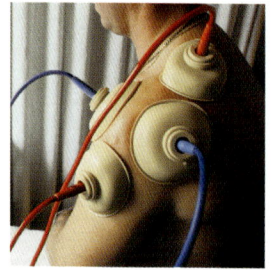

Interferenzstrom dringt tief ins Gewebe ein.

Interferenzstrombehandlung *(Nemectrodyn)*: Mit mindestens vier Hautelektroden werden zwei Wechselstromkreise unterschiedlicher, mittlerer Frequenzen über dem schmerzhaften Bereich angelegt. Die beiden Stromkreise »kreuzen« sich im Gewebe und erzeugen dadurch »Schwingungen« (= *Interferenz*). Vorteil dieser Methode: Die hauptsächlich schmerzlindernde und entspannende Wirkung erreicht auch tieferliegende Gewebeschichten. Die Interferenzstrombehandlung wird überwiegend bei Arthrose, bei schmerzhaften Schultererkrankungen, beim Tennisellbogen und bei chronischen Wirbelsäulenschmerzen angewendet.

Transkutane elektrische Nervenstimulation – TENS: Im Unterschied zu der eben beschriebenen Reiz- und der Interferenzstrombehandlung dient die TENS allein der Schmerzbekämpfung. Über zwei Hautelektroden werden niederfrequente Stromimpulse (Impulsstrom) ins Gewebe geschleust und die dort liegenden, schmerzvermittelnden Nervenfasern gereizt. Durch die wiederholte Stimulation kommt es zur »Ermüdung« und damit zur Blockade bestimmter nachgeschalteter Nervenzellen im Rückenmark, die normalerweise für die Schmerzweiterleitung zum Gehirn zuständig sind. Diese Impulsstrombehandlung kommt vor allem bei Nervenschmerzen (*Neuralgien*), bei Gürtelrose (*Herpes zoster*), bei Phantomschmerzen nach Amputationen, bei Tumorschmerzen und auch zur Mobilisation von stark eingesteiften Gelenken zum Einsatz.

Kurz- bzw. **Mikrowellenbehandlung**: Es handelt sich um eine Art Wärmetherapie. Die Wärme entsteht entweder durch den Aufbau elektrischer oder magnetischer Felder im Gewebe, die durch Bestrahlung mit hochfrequenten Kurzwellen erzeugt werden, oder durch hochfrequente elektromagnetische Mikrowellen. Es entsteht Tiefenwärme, die muskelentspannend, durchblutungsfördernd und stoffwechselanregend wirkt sowie die »Entschlackung« des Gewebes beschleunigt. Dadurch eignet sie sich zur Behandlung bei Arthrose, Muskelschmerzen und -verspannungen.

Ultraschallbehandlung: Sie gehört eigentlich nicht zu den elektrotherapeutischen Verfahren, wird aus historischen Gründen aber immer noch dazu gezählt. Anstelle von Strom setzt man hochfrequente, nicht hörbare Ultraschallwellen ein. Die »Beschallung« ruft eine mechanische Vibration im Gewebe hervor, die neben einer Art »Mikromassage« auch Tiefenwärme erzeugt, Schmerzen lindert und die Durchblutung fördert. Der Einsatz von Ultraschall ist insbesondere bei Knie- und Hüftarthrose, bei Muskel- und Sehnenschmerzen und beim Tennisellbogen hilfreich.

Medikamente:
ihre Möglichkeiten und Grenzen

Trotz ständiger Bemühungen der medizinischen Forschung sind die genauen Ursachen des Knorpelverschleißes nach wie vor nicht

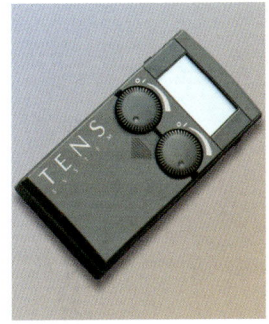

Zahlreiche Ärzte geben inzwischen kleine, handliche TENS-Geräte zur Selbstbehandlung mit nach Hause; zuvor bekommt man eine genaue Einweisung, wie und wie häufig das Gerät benutzt wird.

Um einen stärkeren Effekt zu erzielen, kombiniert man die Ultraschallbehandlung oftmals mit der Elektrotherapie, z. B. mit Iontophorese oder Reizstrom.

Medikamente können die Ursachen der Arthrose zwar nicht beseitigen …

ganz aufgeklärt und nur Einzelheiten über die zerstörerischen Vorgänge im Knorpelgewebe gut bekannt. Deshalb fehlt derzeit noch ein Arzneistoff, der gegen den Knorpelabbau gezielt eingesetzt werden könnte. Erste Ansätze in diese Richtung zeigen Knorpelschutzpräparate (s. Seite 104). Sie sollen den Knorpel »schützen«. Bereits geschädigtes Gewebe können sie jedoch nicht wieder heilen. Man kann sie also bestenfalls in einem frühen Erkrankungsstadium einsetzen, wenn noch genügend gesunder Knorpel vorhanden ist, den man vor weiterem Abbau bewahren möchte.

… sie sind aber wichtig, um die akuten Schübe der Arthrose zu verkürzen und Schmerzen zu nehmen.

Grundsätzlich kann man eine Arthrose mit Medikamenten weder beseitigen noch ihre Entwicklung hinauszögern. Sie sind aber dann wichtig, wenn Schmerzen gelindert und Entzündungsprozesse gebremst werden sollen. Denn nur ein schmerzfreies Gelenk kann auch richtig bewegt werden, damit die Ernährung des angegriffenen Knorpels gewährleistet wird und die Beweglichkeit des Gelenks erhalten bleibt.

Es gibt immer zwei Möglichkeiten, Arzneimittel anzuwenden: *systemisch* etwa über Tabletten oder *lokal*, direkt am »Ort des Geschehens«, wie beim Auftragen einer Salbe. Bevor wir auf Wirkstoffe eingehen, stellt Ihnen die folgende Übersicht die wesentlichen Unterschiede der beiden Anwendungsweisen dar.

Wie werden Medikamente bei Arthrose eingesetzt?

Systemische Therapie (Ganzkörperwirkung)		
Prinzip	Arzneistoff wird über das Blut im gesamten Körper verteilt (systemisch), wirkt daher nicht allein im Gelenk. Unerwünschte Wirkungen können prinzipiell auch an anderen Organen, z. B. im Magen-Darm-Trakt, auftreten.	
	Tabletten, Brausetabletten, Dragees, Kapseln, Granulat, Suspension, Zäpfchen Wirkstoffe werden über den Darm in den Blutkreislauf aufgenommen.	**Spritzen in einen Muskel** (meist Gesäß) Wirkstoffe gelangen direkt in das Blut.
Wirkstoffe	In der Regel Rheumamittel (NSAR, s. ab Seite 99 und Coxibe, s. ab Seite 101) zur Entzündungshemmung und Schmerzlinderung	

Lokale Therapie (Anwendung »vor Ort«)	
Prinzip	Arzneistoff verteilt sich örtlich begrenzt um das oder im schmerzhaften Gelenk, dadurch in der Regel kaum Nebenwirkungen.
	Einreiben des Gelenks mit Salben und Gelen, Auftragen von Sprays, Salbenverbänden Wirkstoffe dringen durch die Haut langsam ein. Hautunverträglichkeitsreaktionen auf einen Inhaltsstoff sind möglich. Wer eine empfindliche Haut hat, sollte dies dem Arzt mitteilen!
Wirkstoffe	In der Regel Rheumamittel (s. o.) zur Entzündungshemmung und Schmerzlinderung

Fortsetzung nächste Seite ▶

Heilen oder lindern – welche Therapie zu welchem Zweck?

Wie werden Medikamente bei Arthrose eingesetzt? / Teil 2
Fortsetzung von Seite 97

Vorteil	Zusätzliche Effekte (Kühlung bei Gelen, Wärmeentwicklung bestimmter Salben) können gezielt genutzt werden. Salbenverbände bilden ein Depot auf der Haut (längere Einwirkungszeit).

Gelenkinjektion (intraartikuläre Injektion)
Arzneistoff wird direkt ins Gelenk gespritzt

Wirkstoffe	**– Kortison:** (häufig kombiniert mit einem Betäubungsmittel) zur schnellen Linderung akuter hochschmerzhafter Arthrosephasen **– Knorpelschutz- bzw. -aufbaupräparate:** zur Schonung und Kräftigung des Gelenkknorpels
Hinweis	Die Gefahr, das Gelenk mit Bakterien zu infizieren, die mit der Nadel ins Gelenk eingeschleppt werden, lässt sich selbst bei absolut sterilem Vorgehen nie hundertprozentig ausschließen. Daher sollte immer besonders sorgfältig abgewogen werden, ob eine Gelenkinjektion wirklich nötig ist.

Infiltration (therapeutische Lokalanästhesie)
Einspritzen eines Betäubungsmittels an die Stelle des Hauptschmerzes, d. h. an gereizte Sehnenansätze und verhärtete gelenkumgebende Muskulatur (nicht ins Gelenk selbst!)

Wirkstoffe	Reine Schmerzbekämpfung; das Betäubungsmittel soll den Teufelskreis aus Schmerz, Muskelverspannung und Funktionsstörung des Gelenks durchbrechen.
Anwendung	Die Injektionen erfolgen in der Regel in kurzen Abständen, z. B. zwei- bis dreimal pro Woche. Eine begleitende physiotherapeutische Behandlung unterstützt ihre Wirkung.

Nicht-steroidale Antirheumatika (NSAR) und Coxibe
– schmerzlindernd und entzündungshemmend

Auch bei den degenerativen ebenso wie bei den entzündlichen Gelenkerkrankungen wirken sowohl die NSARs als auch die Coxibe. Bei beiden Medikamentengruppen treten gelegentlich cardio-vaskuläre – Herz und Blutgefäße beeinträchtigende –, häufiger auch gastro-intestinale, also den Verdauungskanal betreffende, Komplikationen auf.

Zunächst erfolgt üblicherweise die Therapie bei beiden Krankheitsgruppen mit wirkungsvollen nicht-steroidalen Antirheumatika, ansonsten wird auf effektivere oder auf Coxibe gewechselt.

Diese zwei Medikamentengruppen beinhalten die wichtigsten Arzneien zur Therapie der Arthrose. Es sind einerseits Substanzen wie *Diclofenac, Ibuprofen, Dexibuprofen, Piroxicam* und die bekannte *Acetylsalicylsäure* (die in Deutschland als Arthrosemittel jedoch seltener eingesetzt wird), andererseits Stoffe wie *Celecoxib* oder *Valdecoxib.*

Was sind NSAR?
Der Sammelbegriff Antirheumatika – was ja so viel heißt wie »Mittel gegen (= *anti*) Rheuma« – ist zugegeben etwas irreführend. Er hat sich eingebürgert, weil diese Mittel stark entzündungshemmend und auch schmerzlindernd wirken und daher klassischerweise beim entzündlichen Gelenkrheuma eingesetzt werden (s. ab Seite 199). Genausogut kann man mit ihnen natürlich auch andere entzündliche Erkrankungen behandeln – wie eben die entzündliche, schmerzhafte Phase einer Arthrose. Nicht-steroidale Antirheumatika sollten also korrekterweise als *Antiphlogistika* (= Entzündungshemmer) bezeichnet werden.

INFO

Nicht-steroidale Antirheumatika sind die »klassischen« Rheumamittel – der Zusatz »nicht-steroidal« besagt, dass es sich bei diesen Substanzen *nicht* um Steroide, also Kortison oder seine Abkömmlinge (s. Seite 103) handelt.

Die Wirkung der NSAR beruht auf ihrem direkten Eingriff in das Entzündungsgeschehen durch Unterdrückung der Prostaglandinbildung. Die Funktion der Prostaglandine haben wir auf Seite 46 bereits beschrieben. Sie sind als körpereigene Botenstoffe sowohl am Entzündungsprozess selbst wie auch an der Schmerzentstehung in der Gelenkinnenhaut wesentlich beteiligt.

NSAR bzw. Antiphlogistika dämpfen das Entzündungsgeschehen und wirken schmerzlindernd.

NSAR wirken durch Senkung der Prostaglandinkonzentration im Gewebe demnach zweifach:

→ Sie verkürzen den Entzündungsprozess und bewirken so bereits eine gewisse Schmerzlinderung.
→ Sie entfalten unabhängig davon direkt einen eigenen schmerzlindernden Effekt.

Aufgrund dieser »Doppelwirkung« werden NSAR in akuten, aktivierten Arthrosephasen häufig und mit gutem Erfolg eingesetzt, und zwar sowohl zum Auftragen auf die Haut, etwa als Salben oder Gele, als auch zum Einnehmen als Tabletten. Gelegentlich werden sie auch in einen Muskel gespritzt. Gezielte Gelenkinjektionen oder die intravenöse Gabe sind dagegen nicht möglich.

Wichtig: NSAR sind keine reinen Schmerzmittel.

Bei den NSAR, die zur Arthrosebehandlung eingesetzt werden, handelt es sich in erster Linie um entzündungshemmende Substanzen, nicht um reine Schmerzmittel. Beim einfachen Kopfschmerz oder anderen Schmerzzuständen zeigen sie daher keine ausreichende Wirkung. Wenn Sie sich an die ärztliche Einnahmevorschrift halten, sind NSAR in der Regel gut verträglich. Wie bei allen Medikamenten kann es jedoch durch (unkritisch) häufigen oder aber dauerhaften Gebrauch zu unerwünschten Wirkungen bzw. Nebenwirkungen kommen.

Reicht die Therapie durch NSAR oder Coxibe hinsichtlich der Schmerzen nicht aus, kann sie nach ärztlicher Beratung durch

Paracetamol ergänzt werden. Auch durch mit unterschiedlichen NSAR angereicherte Salben, Cremes, Gels usw. kann die therapeutische Wirksamkeit erweitert werden.

Zu den möglichen unerwünschten Wirkungen:
Bei Dauereinnahme können NSAR auf den Magen schlagen und Übelkeit, Magendrücken, Magenschmerzen oder Erbrechen hervorrufen. Das liegt daran, dass sie die körpereigene Bildung von Prostaglandinen hemmen. Prostaglandine spielen nämlich nicht nur eine Rolle bei Entzündungsabläufen, sondern sind auch für andere Prozesse im Körper mitverantwortlich. So beteiligen sie sich u. a. am Aufbau der Magenschleimhaut. Vermindert sich aufgrund der Arzneiwirkung die Prostaglandinmenge im Körper, dann wird die Magenschleimhaut angreifbar für die eigene, jetzt aggressiver wirkende Säure.

ACHTUNG

Auch wenn einige Entzündungshemmer wie Acetylsalicylsäure, Diclofenac, Ibuprofen oder Naproxen in niedriger Dosis pro Tablette rezeptfrei in Apotheken erhältlich sind, heißt das unserer Meinung nach nicht, dass diese Mittel deshalb auch als unbedenklich gelten können. Wenn der Arzt Ihnen ein NSAR verordnet hat, sollten Sie nicht ohne sein Wissen zusätzlich zu anderen Schmerzmitteln – etwa gegen Kopfschmerzen – greifen. Gerade die Kombination verschiedener NSAR kann zu Wechselwirkungen, verstärkten Unverträglichkeiten und heftigeren Nebenwirkungen führen. Lassen Sie sich also vor Einnahme rezeptfreier Medikamente unbedingt zuerst von Ihrem Arzt beraten und fragen Sie auch Ihren Apotheker!

Wegen der Gefahr unerwünschter Wirkungen sollten Sie Arzneimittel grundsätzlich nie auf eigene Faust und ohne Rücksprache mit Ihrem Arzt einnehmen!

Magenschmerzen können eine vorübergehende Erscheinung sein. Sie können aber auch auf eine Magenschleimhautentzündung oder – sehr selten – auf ein Magen- bzw. Zwölffingerdarmgeschwür hinweisen. Gerade wenn derartige Schmerzen heftig sind, länger

Heilen oder lindern – welche Therapie zu welchem Zweck?

bestehen oder auch unabhängig von den Medikamenten bereits auftraten, sind NSAR grundsätzlich nur bedingt geeignet und sehr vorsichtig einzusetzen. Vorbeugend verordnet der Arzt dann ein Magenschutzpräparat: einen H_2- bzw. heute auch *Protonenpumpen-Blocker* (Substanzen, die die Magensäureproduktion eindämmen). Oder es empfiehlt sich die Einnahme von *Misoprostol*, welches magenschleimhautschützendes Prostaglandin enthält, parallel zu einem NSAR. Wurden stärkere Beschwerden wie eine Magenschleimhautentzündung oder ein Geschwür, womöglich mit einer Blutung, nachweislich durch ein NSAR ausgelöst, so sollte der Arzt das Medikament absetzen. Alternativ kommt bei bekannter Risikolage eventuell ein *Coxib* in Betracht.

Die »Neuen«: Coxibe

Mit den Wirkstoffen der Coxibe schickt man sich an, die Magenverträglichkeit zu verbessern. Antiphlogistika unterbinden die Funktion zweier verwandter Enzyme im Körper, die beide für die Bildung von Prostaglandinen mitverantwortlich sind – *Cyclooxigenase 1 (COX-1)* und *Cyclooxigenase 2 (COX-2)*. Sie kommen in verschiedener Ausprägung in fast allen Organen vor. COX-1 wirkt maßgeblich bei der Produktion der »Schutz-Prostaglandine« in der Magenschleimhaut mit, COX-2 dagegen bei der Bildung der entzündungsauslösenden und schmerzvermittelnden Prostaglandine. Coxibe hemmen vorwiegend dieses zweite Enzym. Damit einher geht das Bestreben, die Prostaglandinbildung am Ort der Entzündung zu senken und nicht im ganzen Körper. Präparate dieser Art waren zunächst *Meloxicam* und *Aceclofenac*, die COX-2 bereits deutlich stärker hemmen als ursprüngliche NSAR. Noch gezielter wirken die neuen COX-2-Hemmer (zu den einzelnen Arzneistoffen s. Seite 97). Ob diese Substanzen nachhaltig magenverträglicher sind, wird sich in den nächsten Jahren noch klarer erweisen.

Bei Einnahme eines Entzündungshemmers: Ernähren Sie sich magenfreundlich!

→ Verzichten Sie auf Speisen und Getränke, die den Magen reizen, wie z. B. Kaffee, Alkohol und Zucker – sie regen die Bildung von Magensäure an. Kaffee reizt den Magen auch durch die enthaltenen Röststoffe.

→ Magenbelastend und daher ebenfalls nicht empfehlenswert sind schwer verdauliche, stark gewürzte und gebratene sowie sehr fette bzw. in viel Fett zubereitete Gerichte. Außerdem: Pfeffer, Paprika, Kohl, Zwiebeln und Zitrusfrüchte.

→ Auch Rauchen stellt eine Belastung für den Magen dar, weil Nikotin die Magensäureproduktion erhöht.

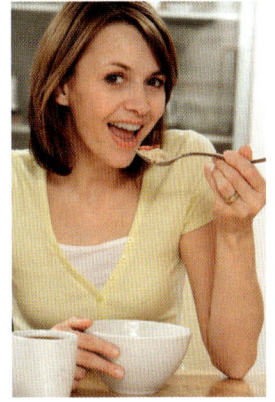

Kortison – mit Vorurteilen belastet

Kortison ist häufig immer noch ein Reizthema, und viele Menschen haben Angst davor. Das Wissen um die zahlreichen positiven Eigenschaften des Kortisons hinkt seinem schlechten Ruf hinterher, mit vielen und schweren Nebenwirkungen behaftet zu sein. Vorab Folgendes: Unsere Nebennieren – sie sitzen wie Kappen auf den beiden Nieren (s. Bild rechts) – produzieren unter anderem so genannte *Steroidhormone*. Neben Spuren von *Kortison* entstehen weitere, dem Kortison ähnliche Steroidhormone, v. a. *Kortisol*. Das geschieht in der äußeren Rinde des Organs. Nach dieser Bildungsstätte werden sie unter dem Fachbegriff *Kortikoide* zusammengefasst (*Kortex* = Rinde). Im Körper haben Kortikoide eine Fülle von Aufgaben. So beeinflussen sie bestimmte Entzündungszellen des Abwehr- bzw. Immunsystems, insbesondere die Fresszellen (Makrophagen, vgl. Seite 45). Damit greifen sie, ähnlich wie NSAR, aber noch umfassender, in den Entzündungsablauf ein und stoppen ihn wirksam.

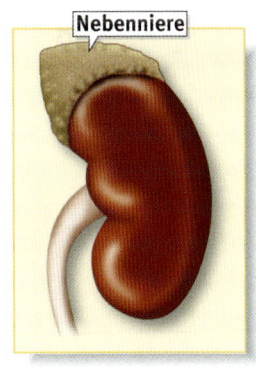

Kortisol und Kortison sind körpereigene Hormone aus den Nebennieren.

Kortikoide können als Medikamente auch *synthetisch* (künstlich) hergestellt werden.

Man hat deshalb schon vor Jahrzehnten begonnen, Kortikoide für den medikamentösen Einsatz künstlich herzustellen. Wenn also bei Medikamenten von »Kortison« die Rede ist, handelt es sich genau genommen um *synthetisch* hergestellte Kortikoide (es gibt verschiedene Präparate), das allerdings weitaus stärker entzündungshemmend wirkt als das körpereigene Vorbild. Die gefürchteten Nebenwirkungen wie Gewichtszunahme und Fettanreicherung, vor allem an Gesicht und Bauch *(Cushing-Syndrom)*, Blutdruckerhöhung oder Verlust von Knochensubstanz (hier: *Kortisonosteoporose*) treten nur bei längerfristiger oder regelmäßiger Kortisoneinnahme auf. Dabei gilt: Je höher die Dosis und je länger die Dauer der Einnahme, desto eher sind unerwünschte Wirkungen zu erwarten. Bei akuter Arthrose wird Kortison direkt ins Gelenk gespritzt. In der Regel genügt eine Injektion. Die einmalige – auch hoch dosierte – Gabe von Kortison erzeugt dabei noch keine Nebenwirkungen.

> Bei schmerzhafter Arthrose sollte Kortison – wegen seiner möglichen schweren Nebenwirkungen – **nie regelmäßig oder gar dauerhaft** in Tablettenform eingesetzt werden. Zu diesem Zweck greift man auf ein NSAR oder Coxib zurück. Bei einer akuten, ausgeprägten Phase einer aktivierten Arthrose mit Entzündung und Gelenkerguss ist Kortison wegen seiner schnellen, positiven Wirkung aber durchaus sinnvoll.

Die Wirkung der Kortisoninjektion setzt sehr schnell ein. Die entzündete Gelenkinnenhaut schwillt ab, überschüssige Flüssigkeit wird vom Gewebe aufgesogen, die Entzündungszellen beenden ihre Tätigkeit. Schmerzen lassen nach und das erkrankte Gelenk kann sich wieder erholen. Weil Kortikoide in den Entzündungsmechanismus direkt eingreifen und ihn unterbinden, ist ihre Wirkung länger anhaltend als die eines NSAR.

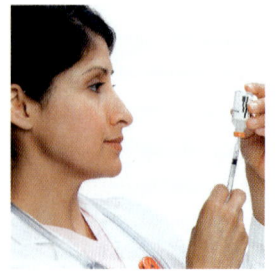

Um schwere Entzündungszustände zu durchbrechen, kann Kortison ins Gelenk gespritzt werden.

Knorpelschutzpräparate

Einige körpereigene Stoffe, von denen man weiß, dass sie eine Rolle bei der Knorpelerhaltung spielen, wurden in den letzten Jahren intensiv untersucht, ihre Einsatzmöglichkeiten bei Arthrose erforscht. Zu solchen Knorpelschutz- beziehungsweise Knorpelerhaltungspräparaten (*Chondroprotektiva*) gehören Glukosamine und Oxaceprol ebenso wie die Hyaluronsäure (vgl. Seite 25) als intraartikuläre Injektion, die insgesamt zwar nur geringe, gelegentlich individuell aber gute symptomatische Effekte bewirken. Alle diese Substanzen sollen den Stoffwechsel der Knorpelzellen beeinflussen und dadurch den Knorpelverschleiß bremsen. Die Wirkungsweisen der einzelnen Präparate sind unterschiedlich. Die einen sollen den Einfluss bestimmter knorpelschädigender Eiweißverbindungen (*Enzyme*) hemmen, die anderen die Produktion von Knorpelgrundsubstanz anregen und wieder andere die Nährstoffversorgung des Knorpels verbessern. Voraussetzung hierfür ist allerdings immer, dass noch **genügend gesunder und reaktionsfähiger Knorpel vorhanden ist**. Obwohl die praktische Erfahrung vieler Betroffener für die Wirksamkeit dieser Präparate spricht, hat bisher keines die Erwartungen, die Ärzte und Patienten in sie setzten, sicher und vor allem nachweislich erfüllt. Bereits vorhandene Knorpelschäden können Chondroprotektiva nach heutigem Wissen nicht heilen. Da sie aber in manchen Fällen dem gesunden Knorpel tatsächlich einen gewissen »Schutz« verleihen, haben sie als Bestandteil einer so genannten **Knorpelaufbaukur** nach wie vor ihren Platz in der Arthrosetherapie. Der Arzt verordnet sie gezielt und situationsgerecht, d. h. bei **beginnenden** arthrotischen Veränderungen des Knorpels, und meist in Verbindung mit Krankengymnastik sowie medizinischer Trainingstherapie.

ACHTUNG

Nutzen und Risiko einer Knorpelaufbaukur wird der Arzt sehr kritisch abwägen:

1. Alle Chondroprotektiva können allergische Reaktionen hervorrufen. Daher verbieten sie sich bei Patienten, die zu allergischen Reaktionen neigen.
2. Die meisten Substanzen müssen ins Gelenk gespritzt werden; dabei besteht immer das Risiko einer Gelenkinfektion.

INFO

Gelegentlich fragen Patienten nach dem Präparat *Orthokin*®. Dazu Folgendes: Es ist ein aus Eigenblut individuell hergestelltes Mittel unbekannter Qualität, wird nicht allgemein empfohlen und muss selbst bezahlt werden.

Gentherapie bei Arthrose?

Noch rein tierexperimentell ist die Gentherapie im eigentlichen Sinn. Das Hauptproblem liegt derzeit in der sicheren Steuerbarkeit künstlich eingebrachter Gene. Jedoch ist es schon im Labor gelungen, Immunzellen von Arthrosepatienten durch »Verkuppeln« mit Arthrose hemmenden Genen dazu zu bringen, bestimmte körpereigene Signalstoffe (z. B. *Zytokine*, die in Entzündungsabläufe eingreifen) zu bilden. Diese Eiweiße können dem Betroffenen dann ins erkrankte Gelenk gespritzt werden. Bis dieser hoffnungsvolle Ansatz anwendungsreif ist, sind noch umfangreiche Untersuchungen nötig. Erst recht gilt das für die zuvor angesprochene Gentherapie im eigentlichen Sinn.

»Alternative« Medizin

Akupunktur

Dass Akupunktur bei einer ganzen Reihe von Schmerzzuständen, wie beispielsweise Monatsschmerzen, gute Erfolge erzielt, ist mittlerweile unbestritten. In der Arthrosebehandlung gibt es hierzu allerdings nur wenige wissenschaftlich untermauerte Daten. Lediglich für die **Kniearthrose** liegen Untersuchungen vor, die darauf deuten, dass die Beschwerden durch eine längerfristige Akupunkturtherapie zurückgehen. Ob sich dabei auch die funktionelle Belastbarkeit des Gelenks bessert, weiß man bislang noch nicht.

Gelatine – ein »Wundermittel«?

In den Medien wird immer wieder für neue »Wundermittel« gegen Arthrose und ihre Folgen geworben. So soll etwa die Einnahme

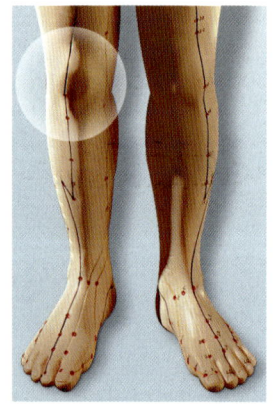

*Die Linien im Bild entsprechen den **Meridianen** mit ihren Akupunktur-Punkten. Auf diesen Bahnen kreisen die Energieflüsse des Körpers.*

von kollagenhaltiger Gelatine den Knorpelaufbau fördern. Knorpelgewebe kann sich im Erwachsenenalter, wie Sie schon wissen (s. Seite 27), nicht mehr neu bilden, weil die Knorpelzellen mit Abschluss des Körperwachstums ihre Teilungsfähigkeit verlieren. Was einmal zerstört ist, kann daher auch mit Gelatine nicht wieder aufgebaut werden. Weil derartige Produkte häufig keine wissenschaftlich bewiesene Wirksamkeit besitzen, werden sie von den Krankenkassen auch nicht bezahlt. Aus ärztlicher Sicht müssen wir Ihnen also zu großer Skepsis gegenüber Gelatinemitteln raten. Eine gesunde und ausgewogene Ernährung – wie auf Seite 75 besprochen – halten wir für völlig ausreichend, um dem Knorpel »von innen« etwas Gutes zu tun.

Gelatinemittel haben nichts mit Knorpelschutzpräparaten zu tun – beides sind völlig unterschiedliche Prinzipien.

Vitamin E, Weihrauchharze und verschiedene Heilpflanzenextrakte

In letzter Zeit mehren sich positive Berichte über den Einsatz und die günstige Wirkung von **Vitamin E** bei aktivierter Arthrose. Zahlreiche Patienten sollen nach hoch dosierten Gaben weniger oder sogar keine anderen Medikamente mehr benötigen. Auch über Weihrauchharze und bestimmte Heilkräuter wird oft berichtet. So sollen **Brennnesselextrakte** eine ähnliche Wirkung auf den Entzündungsprozess im Gelenk haben wie NSAR/Coxibe und in die Prostaglandinproduktion eingreifen, dabei aber frei von Nebenwirkungen sein. Nach derzeitigem Kenntnisstand können wir keines dieser Mittel wirklich zur Arthrosebehandlung empfehlen. Eine eindeutig nachgewiesene Wirksamkeit besitzen sie nicht. Wenn ein Patient »gute Erfahrungen« mit einem solchen Mittel gemacht hat, kann daraus noch kein allgemeines Wirkprinzip abgeleitet werden. Aus diesem Grund übernehmen die Krankenkassen die Kosten für derartige Präparate auch nicht.

INFO

Mit Extrakten aus Arzneipflanzen können Sie die ärztliche Behandlung unterstützen: Inhaltsstoffe von *Brennnessel, Teufelskralle, Weidenrinde, Zitterpappel* können die Entzündung beeinflussen. Bestandteile aus *Cayennepfeffer* und der *Beinwellwurzel* wirken durchblutungsfördernd. Auch *Enzympräparate* und *Homöopathika* sind beliebt.

Heilen oder lindern – welche Therapie zu welchem Zweck?

Magnetfeldtherapie und Pulsierende Signaltherapie (PST)

Die Magnetfeldtherapie wird hauptsächlich bei Störungen in der Knochenheilung angewendet.

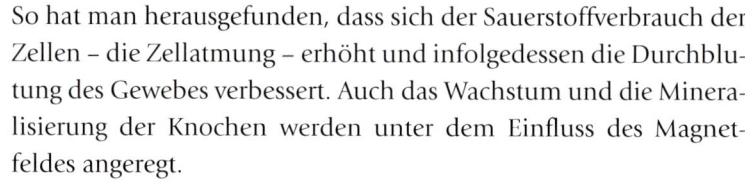

Die **Magnetfeldtherapie** wird seit vielen Jahren zur Behandlung bestimmter Erkrankungen eingesetzt, beispielsweise bei verzögerter Knochenbruchheilung. Dabei wird gezielt um das erkrankte Körperteil ein magnetisches Feld ganz bestimmter, dem Körper angepasster Stärke angelegt. Im Gewebe erzeugt es eine elektrische Spannung, die sich günstig auf den Zellstoffwechsel auswirkt.

So hat man herausgefunden, dass sich der Sauerstoffverbrauch der Zellen – die Zellatmung – erhöht und infolgedessen die Durchblutung des Gewebes verbessert. Auch das Wachstum und die Mineralisierung der Knochen werden unter dem Einfluss des Magnetfeldes angeregt.

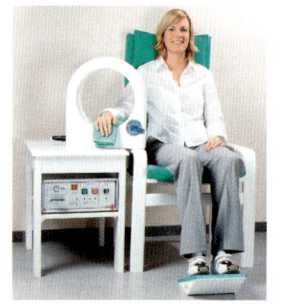

Die Pulsierende Signaltherapie kann bei Arthrosen und anderen Erkrankungen der Gelenke wie Überlastungsbeschwerden an Schulter, Ellbogen und Handgelenk helfen.

Die **Pulsierende Signaltherapie** (PST) ist sozusagen eine Weiterentwicklung der Magnetfeldtherapie. Bei den hier verwendeten Magnetfeldern handelt es sich um feine, relativ schwache, wechselnde, d. h. pulsierende elektromagnetische Signale. In mehreren »in-vitro-Studien«, also Untersuchungen im Reagenzglas, hat sich gezeigt, dass die PST Knorpelzellen anregt, wichtige Bestandteile der Knorpelgrundsubstanz – Proteoglykane und Kollagen (vgl. Seite 25) – verstärkt zu bilden. Damit eignet sie sich in erster Linie zur Behandlung von Arthrose in frühen Stadien. Gegen größere Knorpelschäden kann die PST nichts mehr ausrichten.

Wenn Sie sich mit PST behandeln lassen möchten, müssen Sie dies selbst bezahlen.

In den USA wurde die PST mehrere Jahre an freiwilligen Arthrosepatienten mit gutem Erfolg getestet. Bei den meisten Patienten nahmen die Schmerzen ab und Gelenkbeweglichkeit sowie -belastbarkeit verbesserten sich. In Deutschland wird die PST seit 1996 in einigen Kliniken und Arztpraxen angewandt. Die Kassen übernehmen derzeit allerdings nicht die Behandlungskosten.

Zum Schluss: die Operation

Eine Gelenkoperation steht bei Arthrose meist am Ende aller therapeutischen Maßnahmen. »Operation« bedeutet aber nicht zwangsläufig den künstlichen Gelenkersatz. Daneben kommen auch andere Verfahren in Frage, zum einen die gelenkerhaltenden Eingriffe, zum anderen die Gelenkversteifung. In welchem Stadium einer Arthrose, an welchem Gelenk welches Verfahren sinnvoll ist, hängt von Ursache und Grad der Gelenkzerstörung sowie vom Alter des Betroffenen ab. Die Wahl der Methode ist also wie so oft eine ganz individuelle Sache. Wir wollen an dieser Stelle kurz auf die wichtigsten allgemeinen Aspekte der verschiedenen Methoden eingehen.

Gelenkerhaltende Verfahren

Gelenkerhaltende Eingriffe sollen die Funktion des Gelenks verbessern oder erhalten. Sie sind bei Arthrose allerdings nur dann durchführbar, wenn Knorpel- und Knochenflächen noch nicht komplett zerstört sind oder wenn die Chancen gut stehen, dass mit dem Eingriff ein weiteres Fortschreiten des Verschleißes hinausgezögert werden kann.

Umstellungsoperationen

Fehlstellungen wie X- und O-Bein, eine Hüftdysplasie oder andere Formen können korrigiert und die ungünstige Druckverteilung im Gelenk – zumindest als eine der Ursachen des Gelenkverschleißes – behoben werden. Im Zuge der Operation wird der Knochen in Gelenknähe durchtrennt und ein keilförmiges Stück entfernt. Danach fügt der Operateur die Schnittstellen wieder zusammen und fixiert den durchtrennten Knochen mit einer Metallplatte und Schrauben. Diese werden nach ungefähr einem Jahr

INFO

Gelenkoperationen im Überblick:

– Gelenkerhaltende
  Eingriffe:
  Umstellungs-
  operation
  arthroskopische
  Verfahren
  Mosaikplastik/OCT
  Knorpelzell-
  transplantation

– Gelenkversteifung

– Künstlicher
  Gelenkersatz

wieder entfernt. Nach der Operation müssen die Gelenke etwa zwei bis drei Monate mit Unterarmgehstützen entlastet werden, bis der Schnitt im Knochen verheilt ist.

Mit einer Umstellungs-operation werden Fehlstellungen wie X- und O-Bein korrigiert.

Durch die Keilentnahme ändern sich der ursprüngliche Knochen-verlauf und die Stellung der beiden Gelenkflächen zueinander (s. Abb. 13). Die Belastungsfähigkeit des Gelenks erhöht sich,

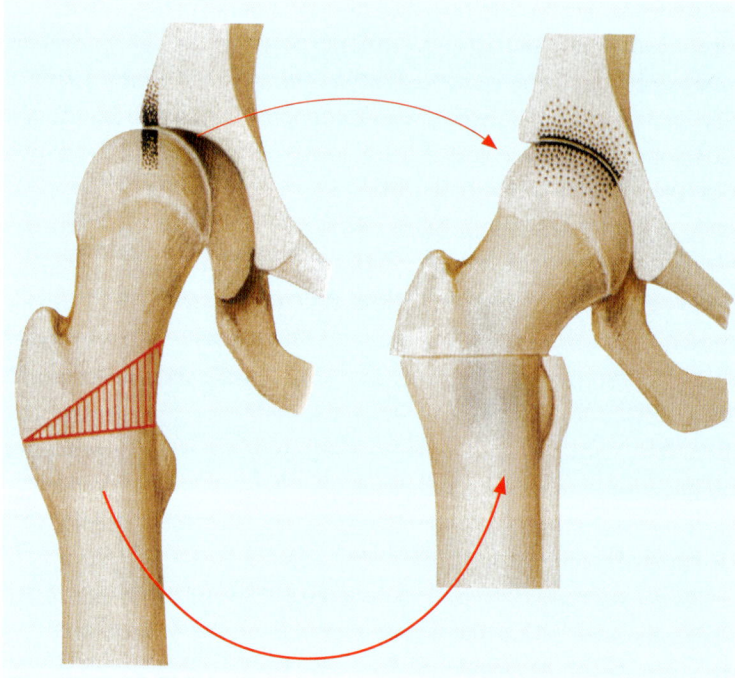

Abb. 13   Umstellungsoperation, Beispiel Hüftgelenk: Links verläuft der Oberschenkelhals zu steil. Durch Entnahme eines Knochenkeils in Gelenknähe wird der Sitz von Hüftkopf und -pfanne verbessert und die belastungsaufneh-mende Zone (punktiert) vergrößert. Die Operation ist immer mit einer Beinverkürzung von etwa 1 cm verbunden. Dies kann durch Anpassung des Schuhs ausgeglichen werden.

weil bisher kaum beanspruchte Gelenkabschnitte wieder in die Belastung miteinbezogen und überbeanspruchte und abgenutzte Bereiche entlastet werden. So kann sich die Knorpelfläche »regenerieren« und ein weiteres Fortschreiten der Arthrose vielfach aufgehalten werden. Doch zeigen sich die besten Resultate nur in einem frühen Stadium. Bei weitgehender Gelenkzerstörung ist kaum mehr ein durchschlagender Erfolg zu erwarten.

Arthroskopische Operationsverfahren

In den letzten Jahren sind große Fortschritte in der Behandlung von frischen Knorpelverletzungen erzielt worden, besonders am Kniegelenk. Dabei handelt es sich um Methoden, die dazu entwickelt worden sind, spätere Arthoseschäden am Gelenk nach Möglichkeit zu verhindern. Daher kommen sie auch nur bei Gelenken zum Einsatz, die frische Knorpelschäden aufweisen: Knorpelabscherungen oder -defekte, die durch Unfall, Sturz oder akutes Verdrehen entstanden sind. Bekanntlich kann sich an einem so geschädigten Gelenk später eine schwere Arthrose entwickeln, was durch die anschließend beschriebenen Verfahren vermieden werden kann.

Bei der Arthroskopie können Knorpelschäden behandelt werden.

Wichtig:

→ Sie sind nur bei frischen Knorpelverletzungen sinnvoll, ohne dass also eine Arthose entstanden ist: Diese soll ja verhindert werden.

→ Nach der Operation muss das Gelenk für einige Wochen entlastet werden; der Patient sollte also in der Lage sein, für etliche Wochen auf Gehstützen zu laufen und dabei nicht auf das Bein aufzutreten.

→ Nicht jedes Gelenk eignet sich dafür. Gut geeignet ist das Kniegelenk, ungeeignet das Hüftgelenk.

→ Der Knorpeldefekt muss an einer biomechanisch »günstigen
Stelle« des Gelenks liegen (am Knie ist das die Oberschenkel-
rolle, wenig tauglich ist dagegen die Gelenkfläche des Schien-
beines).

→ Fehlstellungen wie ein X- oder O-Bein müssen vorher oder
zeitgleich korrigiert werden, z. B. durch eine Umstellungsoperation. Sonst würde der »neue« Knorpel sofort wieder zugrunde gehen.

Die Methoden, die wie gesagt im Rahmen einer **Gelenkspiegelung**
(s. Seite 65) und somit *minimal-invasiv*, also ohne größere Gelenk-
eröffnung, stattfinden können, heißen *Lavage, Abrasionsarthroplastik* (bzw. *Débridement*) und *Chondroplastik*.

*Waschen und Polieren: Lavage und Débridement bzw. Abrasions-
arthroplastik*

Abrasionsarthroplastik
bedeutet heute eine Art
Glättung der auf-
gerauten Knorpel-
oberfläche, neuerdings
auch »shaving« (engl.
für Rasieren) genannt.

Lavage (franz.: Reinigung) beinhaltet eine ausgiebige Gelenkspü-
lung. Der ebenfalls französische Begriff *Débridement* steht für Glättung: Kleine Fransen am Knorpel oder an den Menisken werden
abgetragen und im Gelenkspalt eingeklemmte lose Knorpelteilchen herausgespült. Beide Wege werden zunehmend verlassen, vor
allem bei vollschichtigen Knorpelschäden. Die langfristigen Ergebnisse sind nämlich enttäuschend. Außerdem wird der Knorpel
nicht biologisch wiederhergestellt, was heute mehr und mehr in
den Vordergrund rückt. Damit sind wir bei denjenigen Vorgehensweisen angekommen, die eine »biologische Erneuerung« ermöglichen.

Das Knochenmark reizen: Chondroplastik
Ist unter dem »durchlöcherten« Knorpel freiliegender Knochen
vorhanden (Knorpelglatze, s. Seite 67), so wird dieser angebohrt.
Dabei werden Blutgefäße aus dem Knochenmark eröffnet und so

Stammzellen eingeschwemmt. Diese »Alleskönner« (Biologen sprechen von *pluripotenten* Zellen) sind dazu fähig, sich zu verschiedenen Zellarten, also auch Knorpelzellen, weiterzuentwickeln. Der Reiz der Knochenanbohrung regt die Neubildung von Knorpel an. Beim Erwachsenen resultiert aber nur ein faseriger »Ersatzknorpel«, der stets minderwertiger ist als ursprünglicher Knorpel. Er ähnelt Narbengewebe und nutzt leicht ab, weshalb der Schaden letztlich fortschreitet. In dieses Umfeld gehört auch ein Verfahren namens *Mikrofrakturierung,* auf das wir hier aber nicht näher eingehen wollen.

»Umzug«: Knochenknorpelverpflanzung

Nun kommen wir zu den Operationen, die eine größere **Gelenk-eröffnung** erfordern. Bei der *Mosaikplastik* bzw. *Osteochondraltransplantation* (OCT) werden aus Randstellen des Gelenks, z. B. Oberschenkelrollen, wo teilweise unbelasteter, »entbehrlicher« Knorpel liegt, kleine runde Knorpelknochenstücke (daher der Name *osteochondral*) herausgestanzt und in die kranke Zone in gleich große Stanzlöcher eingesetzt. Somit entsteht dabei an einer gesunden Stelle im Gelenk ein Defekt, der wieder verheilen muss. Sollte es an gesundem Gewebe fehlen, kann ein anderes Gelenk als »Spender« dienen. Die Methode ist aufwändig; sie wird bei Defekten von maximal drei bis vier Quadratzentimeter Größe praktiziert, da »Spendergewebe« nur begrenzt zur Verfügung steht. Größere »Lecks« könnten niemals völlig passgenau und glatt aufgefüllt werden.

Gewebezüchtung oder Tissue-Engineering:
Autologe Knorpelzelltransplantation (ACT)

Diese neuartige Operation beginnt mit der **arthroskopischen** Entnahme von Knorpel im Milligrammbereich aus einer nicht tragenden Stelle im Gelenk. Von den erhaltenen Knorpelzellen

Dieses und das weiter unten beschriebene Verfahren nennt man auch *Knochenmark stimulierend.*

Die Knorpelanbohrung soll die Neubildung von Knorpel anregen.

Knorpelanzüchtung und -verpflanzung sind bemerkenswerte Entwicklungen, doch sind die Verfahren noch nicht reif für die Routinebehandlung von *Arthrosen.*

Autolog bedeutet eine Maßnahme, die ein und denselben Patienten betrifft.

werden im Reagenzglas unter sterilen Bedingungen Zellkulturen angelegt und massenweise Zellen angezüchtet. Um einen Knorpeldefekt von der Größe eines Kubikzentimeters aufzufüllen, benötigt man immerhin etwa eine Million Zellen mit knapp einem Monat Reifungszeit. Die kranke, defekte Knorpelzone wird unterdessen **operativ** mit einem Lappen aus Knochenhaut (Periost) oder einem dreidimensionalen Vliesgerüst zugedeckt. In einer zweiten Operation werden die angezüchteten Zellen dann unter den Lappen oder das Gerüst gespritzt. Der neue, dreidimensional gewachsene Knorpel ist dem hyalinen Gelenkknorpel sehr ähnlich und damit Faserknorpel wahrscheinlich überlegen. Er wird deshalb auch **hyalinartiger** Knorpel genannt. Die autologe Chondrozytentransplantation ist besonders für Defekte über vier Quadratzentimeter geeignet. Die Altersgrenze liegt bei etwa 50 Jahren (ohne Arthrose!).

Gelenkversteifung

Die künstliche Versteifung eines Gelenks mit Nägeln, Schrauben, Metallstiften oder Platten dient der dauerhaften Überbrückung der Gelenkknochen und damit der Ruhigstellung. Bei Arthrose wird sie nur dann erwogen, wenn alle anderen Operationsmethoden keine Aussicht auf Erfolg haben, und sie wird meist auch nur an Hand-, Fuß- oder Großzehengrundgelenk durchgeführt. Weil jeweils unterschiedliche Nachbehandlungsmaßnahmen erforderlich sind, gehen wir erst im nächsten Kapitel näher auf das Thema Gelenkversteifung ein.

Gelenkersatz

Der Ersatz des eigenen Gelenks durch eine *Endoprothese* ist sinnvoll, wenn das Gelenk so schwer in seiner Funktion gestört ist, dass Bewegungen nur noch sehr eingeschränkt und unter starken Schmerzen ausführbar sind und weder konservative (nicht-operative) noch gelenkerhaltende Maßnahmen – sofern sie überhaupt in Frage kommen – greifen. Doch wird die Entscheidung zum Gelenkersatz erst langsam reifen müssen. Schließlich ist und bleibt das eigene Gelenk nach der Operation entfernt, und das neue Gelenk ist eben nur ein »Ersatz«. Hinzu kommt, dass es sich bei der Operation um einen großen Eingriff handelt, der – wie Sie noch sehen werden – niemals ganz risikofrei ist. Dennoch: Trotz aller Zurückhaltung, die einer solchen Entscheidung vorausgeht, muss auch betont werden, dass sich der Gelenkersatz, insbesondere an der Hüfte, in den letzten Jahrzehnten zu einer bewährten und tausendfach angewandten Methode entwickelt hat. Hüft- und auch Kniegelenkersatz sind mittlerweile Standardeingriffe, die von erfahrenen Ärzteteams routiniert durchgeführt werden. Wer die Aussicht hat, sich mit einem künstlichen Gelenk endlich wieder schmerzfrei bewegen oder überhaupt wieder erste Schritte tun zu können, dem wird der Entschluss zur Operation sicherlich nicht schwer fallen. Wer bislang sehr sportlich war, kann mit einer Endoprothese nach entsprechendem Muskeltraining sogar wieder bergwandern, tanzen oder Golf spielen.

Endoprothesen gibt es in zahlreichen Ausführungen. Nicht nur das Hüft- und Kniegelenk, sondern auch Schulter-, Ellbogen-, Hand- und oberes Sprunggelenk, einige Finger-, einzelne Handwurzelgelenke und das Großzehengrundgelenk können prinzipiell nachgebildet werden. **Langzeiterfahrungen mit vielen Patienten** liegen aber nur für künstliche Hüft- und Kniegelenke vor, die man weltweit am längsten und am häufigsten einsetzt.

Die einzelnen Teile der Modelle werden je nach ihrer Funktion aus Metall oder Keramik gefertigt. Der Prothesenschaft besteht

Der andere Fachbegriff ist Alloarthroplastik, was so viel bedeutet wie »Gelenkneubildung« aus körperfremdem Material; endo- (s. Text) bedeutet innen.

Kunstgelenke haben schon vielen Menschen zu einem beschwerdefreien, »neuen« Leben verholfen.

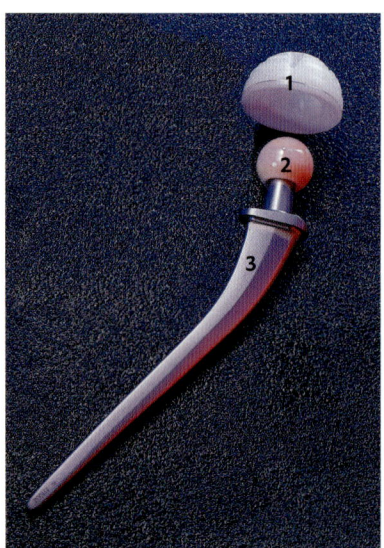

Abb. 14   Eines von vielen Modellen: Diese Hüftendoprothese wird zementiert eingesetzt (s. Seite 119). Die Pfanne (1) ist aus Polyäthylen, der Kopf (2) aus Keramik, der Schaft (3) aus Metall.

meist aus Edelstahl oder unterschiedlichen Legierungen, der Kopf ebenfalls aus Metall oder auch aus Keramik. Die Pfannen werden aus Metall mit einer Kunststoff- oder Keramikeinlage oder nur aus Kunststoff *(Polyäthylen)* hergestellt (s. Abb. 14, links).

Verankerungstechniken

Grundsätzlich gibt es zwei verschiedene Verankerungsarten für ein künstliches Gelenk – die **zementierte** und die **zementfreie**. Wir wollen Ihnen den Verlauf der Operation und die Verankerungstechniken am Beispiel des Hüftgelenks näher erklären:

Bei der **zementfreien Verankerung** (Abb. 15 b) wird die künstliche Pfanne entweder fest in den Hüftknochen eingeschraubt – hierbei verfügt die Pfanne über ein Außengewinde – oder sie wird eingeschlagen, sodass sie von selbst fest sitzt. Sie kann zusätzlich auch noch mit Schrauben befestigt werden. Der Prothesenschaft, der in das vorgefertigte Lager im Oberschenkel eingesetzt wird, muss bei der zementfreien Verankerung exakt angepasst sein, damit er fest sitzt. Die endgültige Festigkeit erreicht er erst dadurch, dass das umliegende Knochengewebe in die Prothesenoberfläche »einwächst« und so eine feste Verbindung zwischen Knochen und Prothese bildet. Zur besseren Haftung sind daher manche Modelle mit einer besonders strukturierten Oberfläche versehen. Das »Ein-wachsen« der Prothese kommt aber erst ungefähr acht bis zehn Wochen nach der Operation, durch vorsichtig und allmählich ge-steigerte Belastung, in Gang. Daher erlaubt diese Methode keine sofortige Belastung.

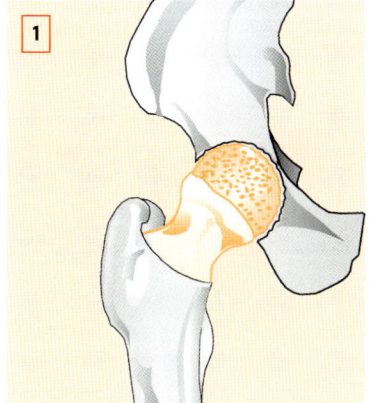

Abb. 15 a   Prinzip Hüftgelenkersatz

Dabei werden immer beide Gelenk-partner, also Gelenkkopf und -pfanne, ausgetauscht. Zunächst muss dafür der Oberschenkelkopf einschließlich seinem angrenzenden Abschnitt, dem Oberschenkelhals, entfernt werden (1).

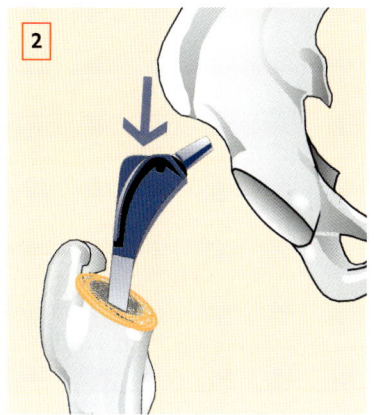

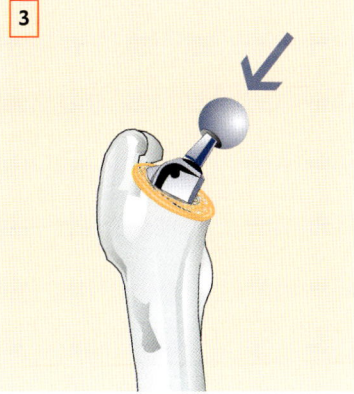

Dann wird der Oberschenkelknochen passgerecht ausgebohrt. In dieses vorgefertigte Lager wird zunächst der Endoprothesenschaft eingesetzt (2). Er ist mit einem neuen Hals ausgestattet, auf den im nächsten Schritt der Prothesenkopf aufgesteckt wird (3).

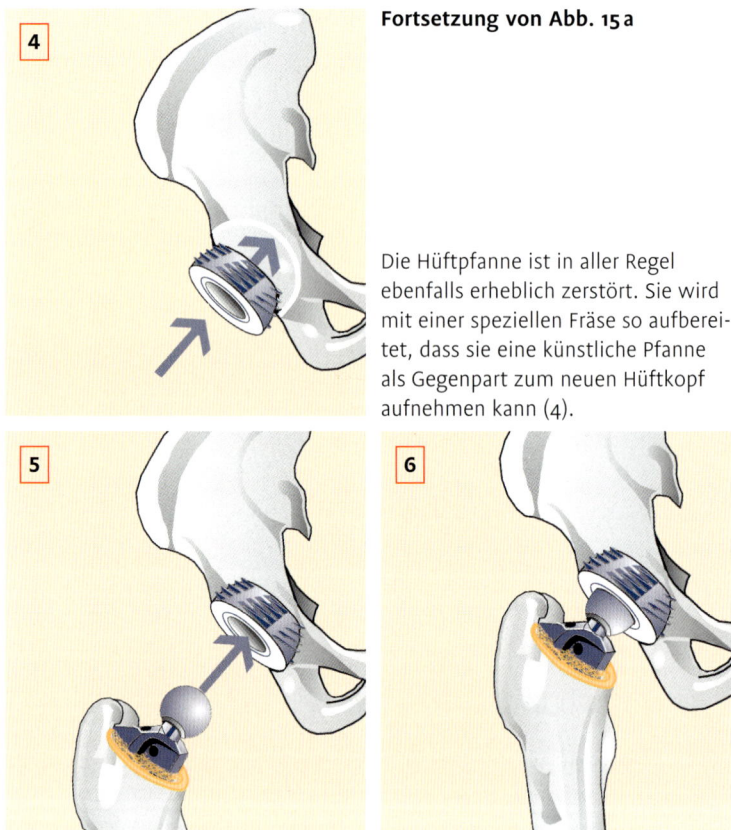

Fortsetzung von Abb. 15 a

Die Hüftpfanne ist in aller Regel ebenfalls erheblich zerstört. Sie wird mit einer speziellen Fräse so aufbereitet, dass sie eine künstliche Pfanne als Gegenpart zum neuen Hüftkopf aufnehmen kann (4).

Zum Schluss werden die beiden Prothesenteile – Kopf und Pfanne – ineinander gesteckt (5, 6).

Bei der **zementierten Verankerung** ist das anders. Hier wird der Prothesenschaft mit Hilfe von Knochenzement sofort stabil befestigt. Er ist also prinzipiell bereits am Tag nach der Operation belastbar. Der »Zement« besteht aus einem pulvrigen Kunststoff, der kurz vor seiner Verwendung mit einer Spezialflüssigkeit angerührt wird. Die Masse ist zunächst weich und plastisch verformbar –

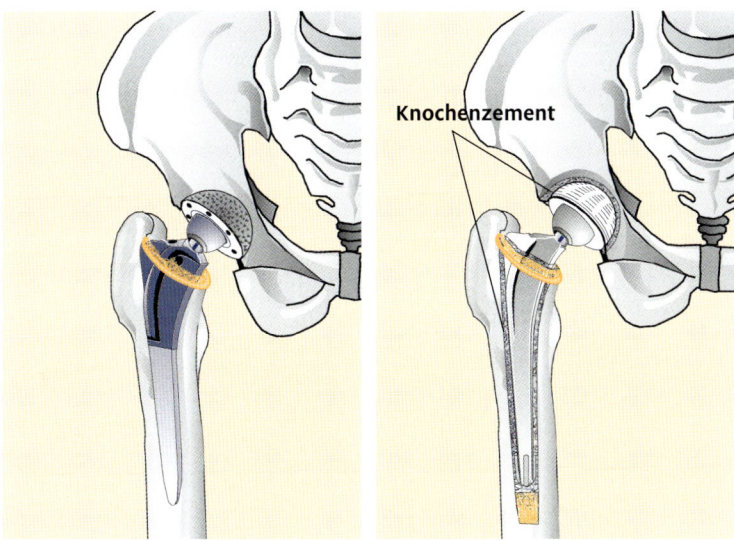

Knochenzement

Abb. 15 b Zementfrei verankerte
Hüftprothese

Abb. 15 c Zementiert verankerte
Hüftprothese

etwa wie Kaugummi –, muss dann aber zügig, innerhalb von etwa
zehn Minuten, verarbeitet werden, weil sie in dieser Zeit unter
Wärmeentwicklung abbindet und hart wird (Abb. 15 c).

Welche der beiden Methoden jeweils angewendet wird, hängt unter anderem ab vom Schädigungsgrad der gelenknahen Knochen,
vom Alter des Patienten und davon, wie gut er mit entlastetem
Bein aktiv üben, d.h. »mobilisiert werden« kann. Beide Veranke-
rungsmethoden haben gute Langzeitergebnisse gezeigt. Und: Die
jeweils angewendete Verankerungsart lässt keine Rückschlüsse auf
die Langzeithaltbarkeit (s. auch ab Seite 120) der Prothese zu. Ein
exakt eingepflanztes künstliches Gelenk kann einen großen Gewinn an Lebensqualität bringen, wenn die umliegende Muskulatur wieder gut auftrainiert wird – unabhängig von der jeweiligen

Verankerungsart. Außerdem spürt der Patient in der Regel nicht, ob er eine zementierte oder eine zementfreie Endoprothese trägt. Man könnte fast sagen, die Art der Verankerung ist eine rein operationstechnische Angelegenheit. Komplikationen und Probleme können prinzipiell bei jeder Prothese auftreten, und eine »Dauergarantie« gibt es für kein künstliches Gelenk.

»Operationsroboter«: ein neues Problem?

Wegen angeblich spektakulärer Ergebnisse schnell von den Medien als »Super-Operateur« begrüßt, hat der Operationsroboter für Hüft-, z. T. auch Kniegelenke seinen Glanz bereits verloren, denn nun ist von Risiken, fehlerhaften Behandlungen und Prozessen die Rede. Grundsätzlich ist jede Technik nur so gut wie der Mensch, der sie anwendet. Eine Reihe von Operateuren warnten seit Längerem vor der Euphorie, die diesen **elektronischen Navigationssytemen** entgegenschlug. Ihre Argumente lauteten: Operationen von Hand eines erfahrenen Orthopäden seien schneller, sicherer, weniger aufwändig (zusätzliche Kosten: Computertomographie, Roboter). Sie seien risikoärmer, da der Operateur sich beim Eingriff auch schnell auf eine unerwartete Situation einstellen und die entstehenden Probleme lösen könne. Die Skepsis wurde und wird begründet u. a. mit der zusätzlichen Bestrahlung zur Anfertigung der CT-Serienbilder, mit

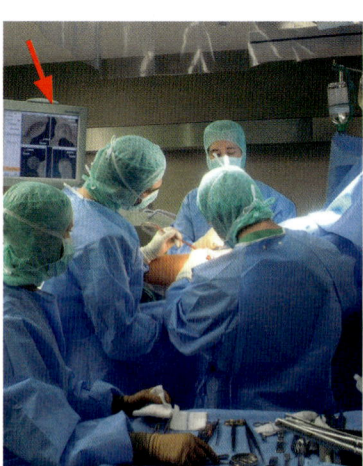

Zum Einbau von Prothesen an Hüfte und Knie wurden auch »Operationsroboter«, sprich: Navigationssysteme (↓) neu eingeführt. Das bedeutet nichts anderes als computergestütztes, automatisches Operieren.

der Verlängerung von Narkose und Operation, damit auch der Erhöhung des Infektionsrisikos, sowie mit der Gefahr von tiefen Blutungen, die der Operateur ansonsten prompt erkennen und stillen könne. Das zu ausgedehnte Auffräsen des Oberschenkelknochens ließ Defekte nicht immer ausschließen. Auch gäbe es Hinweise für Muskel- und Nervenschäden. Angesichts der verstärkten Kritik und möglicher Haftpflichtprozesse wurde der Robotor schwerpunktmäßig »vorübergehend ausgesetzt«.

Wie lange hält eine Endoprothese?
Die Haltbarkeit wird u. a. durch normalen Materialverschleiß (Abrieb, Lockerung oder Bruch) bestimmt. Die Lebensdauer von Hüft- und Knieprothesen erreicht über 10 bis 20 Jahre – zugegeben, verglichen mit einem Menschenleben eine recht kurze Zeitspanne. Bei jüngeren Prothesenträgern steht daher nicht selten eine zweite Operation an, in der das Gelenk ausgetauscht wird. Der Arzt wird also versuchen, den Gelenkersatz auf konservativem Wege, v. a. mit der Physiotherapie, möglichst lange hinauszuzögern. Jede Prothese kann sich jedoch trotz fehlerfreier Operation im Laufe der Zeit unter normalem Gebrauch und Belastung, seltener auch durch eine Infektion, lockern. Dann löst sich die feste Verbindung zwischen Knochen und Prothesenmaterial. Nach einer erfreulich beschwerdearmen oder gar unbeschwerten Zeit kehren Schmerzen, besonders Bewegungs- und Belastungsschmerzen zurück, und die zunächst wiedergewonnene Leistungsfähigkeit lässt nach.

Die Möglichkeit der Lockerung besteht grundsätzlich bei allen Endoprothesen.

Beim Hüftgelenkersatz wie auch beim Ersatz anderer Gelenke (z. B. Knie- und oberes Sprunggelenk) führten in den letzten Jahren technische Neuerungen zu zahlreichen neuen Endoprothesenmodellen. Nur ein erfahrener, seit Jahren mit der Knochen- und Gelenkchirurgie befasster Operateur vermag Vor- und Nachteile der unterschiedlichen Modellvarianten gegeneinander abzuwägen.

Nur er wird das für jeden individuellen Fall am geeignetsten erscheinende Implantat-Design, auch unter Berücksichtigung von Form und Qualität des Implantatlagers in Becken- und Oberschenkelknochen, auswählen. Im Ergebnis wird er eine lange **»Überlebens«zeit möglichst vieler »seiner« Endoprothesen** – das Maß ihrer Haltbarkeit – erreichen.

Auch das Alter des Patienten beeinflusst die Implantatwahl in Hinsicht darauf, ob nach der Operation Inaktivität bzw. Aktivitäten mit abnehmender oder zunehmender Belastung (bis zur Bettlägerigkeit) zu erwarten sind. Ebenfalls sind spätere **Stabilitätsveränderungen der Knochen**, etwa bei rheumatoider Arthritis, zu berücksichtigen.

Mehr oder weniger aktive junge Patienten bedürfen **knochenschonender** und **-erhaltender** Implantate. Hierzu sollen die so genannten **Kurzschaft-** und **Kappenprothesen** gehören, wobei aber erst relativ **kurze Beobachtungszeiten** vorliegen.

Ein Wort zu den »minimal-invasiven« Techniken: Diese neuentwickelten Operationstechniken zielen darauf ab, bei der Implantation von Hüft- und Kniegelenksendoprothesen möglichst gewebeschonend vorzugehen. Über kleinste Hautschnitte sollen unter weitgehender Schonung der tieferen Gewebsschichten, insbesondere der Muskulatur, raumsparend geformte Prothesen implantiert werden. Die Zukunft wird zeigen, ob die Haltbarkeit dieser neuen Implantate in großer Zahl auf Dauer (und zwar bis zu 10 bis 20 Jahren nach der Operation) mit derjenigen altbewährter Gelenksysteme vergleichbar ist. Nach Hüftgelenkseingriffen scheinen diese neuentwickelten Operationsverfahren die Rehabilitationsphase positiv zu beeinflussen.

Von unschätzbarem Wert zur Erzielung einer optimalen **Langzeithaltbarkeit** ist neben einer standardisierten professionell durchgeführten Nachbehandlung auch eine gezielte mindestens dreiwöchige Rehabilitation in einem spezialisierten Reha-Zentrum. Dies erhält die Älteren bei ständig steigender Lebenserwartung mobil und pflegeunabhängig. Krankenkassen und Rentenversicherungen als Kostenträger für Patienten in erwerbsfähigem Alter führen als **Vertragspartner** solche Anschlussheilbehandlungen in dafür besonders geeigneten klinischen Zentren durch – wohnortnah, aber auch ambulant.

Nachsorge ist Vorsorge
Lockerungserscheinungen müssen frühzeitig bemerkt werden, damit der Arzt beispielsweise eine eventuell nötige Austauschoperation mit Ihnen planen kann. Je früher eine Lockerung erkannt wird, desto besser ist die Möglichkeit der Behandlung. Die regelmäßige – zumindest einmal jährliche – Kontrolluntersuchung, auch wenn Sie beschwerdefrei sind, sollten Sie also wahrnehmen und nicht hinauszögern. Wird eine Implantatlockerung nämlich zu spät festgestellt, können sich zusätzliche Probleme ergeben. Zwischen einer lockeren Prothese und dem Knochen kommt es bei jeder Belastung zu Minimalbewegungen, die allmählich zum Abrieb und Abbau von Knochensubstanz führen. Ein solcher Knochenverlust aber erschwert dem Operateur eine Austauschoperation. Endoprothesen – egal ob an Hüfte, Knie oder anderen Gelenken – sind daher auch nicht beliebig oft auswechselbar. Jede weitere Implantation bringt erneut Knochenverluste mit sich, und jede weitere Operation ist wieder mit Risiken verbunden. Ziel muss es also sein, das künstliche Gelenk so lange wie möglich funktionstüchtig zu erhalten. Anhand der klinischen Untersuchung und von **Röntgenaufnahmen** kann der Arzt eine Lockerung meist zuverlässig erkennen. Dabei hilft es ihm sehr, wenn er

Ihre ärztlichen Nachsorgetermine sollten Sie nicht aufschieben, damit Veränderungen im Sitz des Implantats schon früh erkannt werden können.

Je früher eine Lockerung erkannt wird, umso leichter ist die Austauschoperation.

Heilen oder lindern – welche Therapie zu welchem Zweck?

ACHTUNG

Wiederauftretende Schmerzen nach der Operation sollten Sie immer als Warnzeichen verstehen und sofort den Arzt zu Rate ziehen. Er wird ein Röntgenbild anfertigen, um festzustellen, ob eine Lockerung der Prothese vorliegt.

Muskelkräftigung ist auch Gelenkschutz.

aktuelle Aufnahmen mit solchen aus der Zeit kurz nach der Operation vergleichen kann; sollte Sie nunmehr ein anderer Orthopäde betreuen, wird er die früheren Röntgenbilder anfordern.

Selbstverständlich werden Funktion und Haltbarkeit einer Prothese auch dadurch beeinflusst, **wie Sie mit ihr umgehen**. In der Regel können Sie alle alltäglichen Anforderungen ungehindert und dauerhaft bewältigen. Einkaufen, Spazierengehen, leichte Sportarten wie Schwimmen und Radfahren – dies alles dürfen und sollten Sie auch tun. »Pflegliches« prothesengerechtes Verhalten beinhaltet aber vor allem gezielte **Bewegung** und **Muskelkräftigung**, z. B. durch Gymnastik, Trainingstherapie und wieder Gymnastik. Künstliche Gelenke bewegen sich nicht von allein. Ihr Motor ist die Muskulatur. Nur wenn diese gut ausgebildet und kräftig ist, kann sie das Gelenk bewegen und auch stützen – das ist bei den natürlichen Gelenken ja genauso. Weiterhin gehört dazu, bestimmte »**kritische**« **Bewegungen** und **Belastungen**, die eine Lockerung der Prothese begünstigen würden, zu vermeiden. Dies gilt besonders für die Gewicht tragenden und damit stark belasteten Hüft- und Kniegelenke. So sind schweres Heben, heftiges Springen und abrupte Drehbewegungen absolut ungünstig. Das nächste Kapitel zeigt Ihnen viele Tipps zur Gelenkschonung im Alltag.

Nur dauerhafte Nachsorge und Betreuung gewährleisten auf lange Sicht Beschwerdefreiheit mit einem künstlichen Gelenk. Dazu gehören:

→ Anleitung zum aktiven Muskelaufbau in der krankengymnastischen Therapie und regelmäßiges, geleitetes wie auch selbstständiges Trainieren;

→ regelmäßige Kontrollen möglichst bei dem Arzt, der Sie operiert hat.

Was Sie vor der Entscheidung zur Operation bedenken sollten

Die Operation bei Arthrose ist kein Muss

Die Entscheidung für oder gegen die Operation ist wie schon gesagt nicht leicht. Immerhin handelt es sich in aller Regel um einen größeren Eingriff, der auch mit gewissen Risiken verbunden ist. Was die Entscheidung erschwert, ist die Tatsache, dass es sich bei orthopädischen Operationen – und damit auch bei Arthrose – so gut wie immer um **Wahleingriffe** handelt. Das bedeutet: Der Arzt ist nicht gezwungen zu operieren. Das ist nicht bei jeder Erkrankung so. Eine eitrige Blinddarmentzündung beispielsweise muss sofort operiert werden, da sonst die große Gefahr besteht, dass sich die Entzündung im gesamten Bauchraum ausbreitet und der Betroffene dies nicht überlebt.

Ein Wahleingriff ist immer eine individuelle Sache und sorgfältig zu überlegen. Sie sollten sich genau im Klaren sein, was Sie erreichen wollen und was bestenfalls möglich ist. Das wird Ihnen der Arzt im Aufklärungsgespräch ausführlich darlegen. Ebenso müssen mögliche Komplikationen und Risiken bei einer Operation und Narkose in jedem Einzelfall bedacht und gegenüber dem Nutzen des Eingriffs abgewogen werden.

Wahleingriffe haben auch ihre Vorteile: Der Termin ist genau planbar und lässt Ihnen damit genügend Zeit, sich innerlich auf den Eingriff und die daraus folgenden Umstellungen in Ihrem Leben einzustellen.

Die endgültige Entscheidung für oder gegen die Operation kann der Arzt nicht stellvertretend für Sie treffen. Er kann Ihnen dabei nur Hilfestellung leisten, indem er Vor- und Nachteile so darstellt, dass Sie sich letztlich selbst entscheiden können.

Eine Operation bei Arthrose ist ein Wahleingriff, d. h. es kann, muss aber nicht operiert werden.

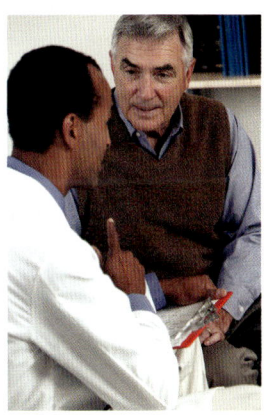

Der Vorteil: Ein Wahleingriff kann im Voraus gut überlegt und besonders sorgfältig geplant werden.

Sie selbst entscheiden, ob die Operation durchgeführt wird – der Arzt wird Sie dabei beraten.

Heilen oder lindern – welche Therapie zu welchem Zweck?

Ein Röntgenbild sagt schließlich nichts über Schmerzen und Leidensdruck aus – Empfindungen, die von Mensch zu Mensch ganz unterschiedlich sind. Außerdem spielen bei der Entscheidung auch sehr persönliche Aspekte eine Rolle wie Lebensstil oder berufliches und soziales Umfeld, die nur Sie selbst bewerten können.

Besprechen Sie mit Ihrem Arzt das Für und Wider der Operation. Notieren Sie schon vorab zu Hause, was Sie im Arztgespräch fragen wollen, damit Sie nichts Wichtiges vergessen.

Diese Fragen sollten Sie und Ihr Arzt sich vor der Entscheidung zur Operation stellen und gemeinsam überlegen, ob die Erfolgsaussichten die Risiken aufwiegen:

→ Werden die Schmerzen nach der Operation deutlich reduziert oder sogar völlig verschwunden sein?

→ Lässt sich eine Weiterentwicklung des Gelenkverschleißes und damit der Beschwerden durch die Operation aufhalten?

→ Inwieweit kann die Gelenkfunktion wiederhergestellt werden?

→ Sind Sie im Alltag von der Hilfe anderer abhängig und kann eine Operation die Selbstständigkeit zurückbringen?

→ Dient die Operation dazu, die allgemeine und auch die sportliche Leistungsfähigkeit zu verbessern?

→ Sind es rein kosmetische Gründe, die Sie zu einem Eingriff bewegen, z. B. die Entfernung unschöner arthrotischer Verdickungen an den Fingern (Heberden-Knoten, s. ab Seite 181), die aber nach der Operation möglicherweise wiederkommen?

→ Leiden Sie unter einer Erkrankung, die das allgemeine Risiko der Operation erhöhen könnte?

Jede Operation ist mit Risiken verbunden

Für den Arzt haben Wahleingriffe den Vorteil, dass sich die Wahrscheinlichkeit von Komplikationen durch eine sorgfältige Vorausplanung der Operation erheblich reduzieren lässt. Allgemeine Risiken gibt es jedoch bei jeder Operation. Sie sollten sie für Ihre Entscheidung kennen. Mögliche Risiken werden zusätzlich durch die körperliche Verfassung des Patienten und eventuell vorhandene – bereits bekannte oder noch nicht erkannte – Erkrankungen beeinflusst. Dazu zählen z. B. die Zuckerkrankheit *(Diabetes mellitus)*, Herz- und Kreislauf-Erkrankungen, Leber-, Nieren- oder Lungenkrankheiten oder eine gestörte Schilddrüsenfunktion.

Trotz größter Sorgfalt ist es auch immer möglich, dass es zu einem unvorhergesehenen Zwischenfall während der Operation kommt, etwa aufgrund einer nicht voraussehbaren **körperlichen Reaktion** des Patienten, auch auf Medikamente, die während des Eingriffs gegeben werden müssen. In aller Regel werden sie aber sofort erkannt und entsprechende Maßnahmen ergriffen. Sehr selten können Nerven verletzt werden, insbesondere dann, wenn deren Verlauf natürlicherweise oder krankheitsbedingt nicht den normalen Verhältnissen entspricht. Solche **Verletzungen** verheilen meist innerhalb weniger Wochen wieder. Selten besteht aber auch die Möglichkeit, dass Lähmungen, Taubheitsgefühle oder andere Beschwerden in den betreffenden Gliedmaßen bestehen bleiben.

Bei manchen Eingriffen ist es unvermeidlich, kleinere Blutbahnen zu eröffnen oder es wird versehentlich ein größeres Gefäß verletzt. Ein dadurch hervorgerufener starker **Blutverlust** kann Bluttransfusionen erzwingen. Die Gefahr, dabei mit Viren (z. B. *Hepatitis*- oder *Aids*- bzw. *HI*-Viren) infiziert zu werden, ist heute glücklicherweise extrem selten. Spenderblut wird vor seiner Verwendung immer sehr sorgfältig untersucht. Dennoch bleibt stets ein gewisses Rest-

In aller Regel verlaufen Endoprothesenoperationen ohne Probleme. Über etwaige Risiken sollten Sie aber dennoch informiert sein und sie bei Ihrer Entscheidung berücksichtigen.

Bei größeren Operationen kann immer auch eine Bluttransfusion nötig werden.

127

Die Eigenblutspende ist ein modernes Verfahren, das die Risiken einer Bluttransfusion während einer Operation auf ein Minimum reduziert. Wenn Sie auf Nummer sicher gehen wollen, dann erkundigen Sie sich bei Ihrem Arzt im Aufklärungsgespräch vor der Operation, ob eine Eigenblutspende in Ihrem Fall sinnvoll ist und überhaupt durchgeführt werden kann.

Nachblutungen, Blutergüsse oder eitrige Entzündungen können Anzeichen eines gestörten Heilungsverlaufes sein.

risiko bestehen. Eine andere Schwierigkeit liegt darin, dass Fremdblut grundsätzlich einen »Fremdkörper« für den eigenen Organismus darstellt, mit dem sich das Abwehrsystem auseinandersetzen muss. Dies kann den Körper, der ja bereits die anstrengende Operation verarbeiten muss, zusätzlich belasten.

Bei lange im Voraus planbaren Operationen kann man Unverträglichkeitsrisiken dieser Art durch eine **Eigenblutspende** ausschalten. Mittlerweile bieten die meisten Kliniken das Verfahren an: Sie spenden sich dazu selbst etwa sechs Wochen vor dem Eingriff drei- bis viermal je einen halben Liter Blut, das für Sie aufbereitet und aufbewahrt wird. Vielfach besteht darüber hinaus die Möglichkeit, das während der Operation verlorene Blut aufzufangen oder abzusaugen und sofort wieder zuzuführen. Leider ist es nicht immer machbar, sich selbst Blut zu spenden, beispielsweise bei chronischer Blutarmut *(Anämie)*.

Mitunter kann nach einem operativen Eingriff der Heilungsverlauf gestört sein, sodass eventuell eine Nachbehandlung nötig wird. Auch können sich im Operationsgebiet Blutgerinnsel bilden, die ein Gefäß verschließen *(Thrombose)* bzw. mit dem Blutstrom mitgerissen werden und an anderer Stelle zum Gefäßverschluss führen *(Embolie)*. Wer an den Beingelenken operiert wird, muss aus diesem Grund in jedem Fall vorbeugend Kompressionsstrümpfe tragen. Zusätzlich werden Medikamente gegeben, die die Blutgerinnung vermindern.

Bei manchen Menschen verheilt die Operationswunde nur zögernd oder sie neigen dazu, breite, unansehnliche Narben *(Keloide)* zu bilden. Eine solche **überschießende Narbenbildung** ist Veranlagung, man kann sie also kaum verhindern. Genau genommen liegt in diesem Fall daher auch keine Wundheilungsstörung oder gar eine unsachgemäß ausgeführte Operationsnaht vor. Trotzdem wollen wir diese Komplikation hier erwähnen und zu bedenken geben, denn sie stellt für den Betroffenen oftmals ein erhebliches kosmetisches Problem dar.

Klar ist, dass nach dem Eingriff eine konsequente krankengymnastische Behandlung, zusätzlich vielleicht auch eine medizinische Trainingstherapie, auf Sie zukommt – für manche womöglich »Unannehmlichkeiten« nach der Operation. Sie gehören aber, wie auf Seite 124 schon beschrieben, zum Nachbehandlungsplan.

Mit der Operation allein ist es nicht getan! Um wieder in Gang zu kommen, muss ein operiertes Gelenk aktiviert werden. Dabei spielt es keine Rolle, um welche Art der Operation es sich handelt. Durch den Krankheitsverlauf geschwächte, verkürzte oder sogar verkümmerte Muskeln benötigen viel Training, damit sie wieder zu Kräften kommen – ein zuweilen langwieriger Prozess, der gerade zu Beginn mit Schmerzen verbunden sein kann und Ihnen in aller Regel viel Motivation und Willenskraft abfordert.

Darüber hinaus sind nach Operationen an den Beingelenken für drei bis sechs Wochen Gehstützen zu tragen. Solange der Heilungsprozess nicht vollständig abgeschlossen ist, muss das Gelenk entlastet und geschont werden. Danach erst sollte es sich wieder langsam und Schritt für Schritt an die volle alltägliche Belastung gewöhnen.

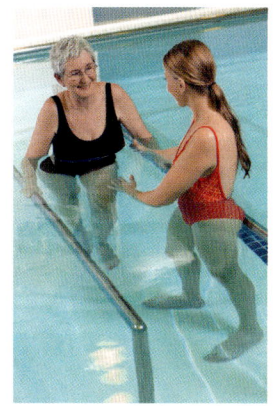

Langsam gesteigertes, konsequentes Bewegungstraining zum Wiederaufbau der Muskulatur ist die wichtigste Säule, auf der der Erfolg des Gelenkersatzes ruht.

Spezielle Formen des Gelenkverschleißes

Eine Arthrose kann grundsätzlich an jedem Gelenk entstehen. Die gewichtsbelasteten Knie- und Hüftgelenke sind jedoch am häufigsten betroffen. In diesem Kapitel erfahren Sie mehr über die einzelnen – auch selteneren – Arthroseformen, ihre speziellen Symptome und Behandlungsmöglichkeiten. Daneben enthalten die folgenden Seiten auch praktische Tipps für den schonenden Umgang mit arthrotischen und künstlichen Gelenken.

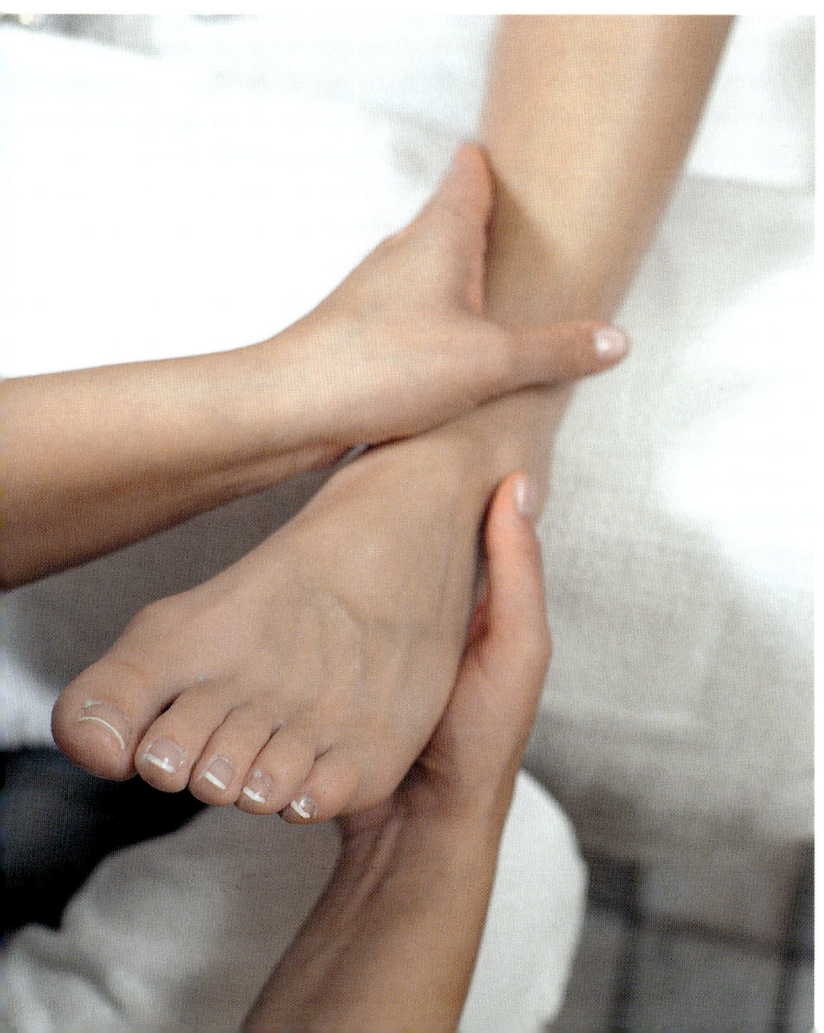

Arthrose des Kniegelenks (Gonarthrose)

In Deutschland werden jedes Jahr mehr als 60 000 künstliche Kniegelenke wegen einer Arthrose eingesetzt. Die Arthrose des Kniegelenks, die *Gonarthrose* (das griechische *gon-* bedeutet Knie), ist die häufigste Arthroseform – ungefähr ein Drittel der über 60-Jährigen sind betroffen, und es erkranken mehr Frauen als Männer. Aber Probleme mit den Knien haben nicht nur ältere Menschen. Auch bei vielen jüngeren zieht, drückt oder sticht es schon in den Knien. Sportlichen Übereifer oder alltägliche Überbelastung hält auch unser größtes und belastbarstes Gelenk auf Dauer nicht aus, und oft werden erste, vorübergehende Signale nicht ernst genommen.

Die Kniegelenke werden tagtäglich extrem beansprucht.

Weil der Kniegelenksverschleiß so viele Menschen betrifft, wird ihm in diesem Kapitel ein besonders großer Platz eingeräumt. Warum sich eine Gonarthrose so häufig entwickelt und wie es zu ihren ganz unterschiedlichen Ausprägungsformen kommt, wird sicherlich verständlicher, wenn man sich einmal den besonderen Aufbau des Kniegelenks ansieht.

Komplizierter Bau macht das Knie »verschleißanfällig«

Das Kniegelenk ist überaus beweglich und wie gesagt äußerst stark belastbar. Über eine Tonne Last vermag es kurzzeitig zu tragen – denken Sie nur daran, was etwa die Knie von Schwergewichtlern in einem Sportlerleben leisten! Trotzdem ist es sehr viel anfälliger gegenüber Abnutzung und Verschleiß als manch anderes Gelenk. Dies hängt zum einen mit der täglichen Belastung durch das Körpergewicht zusammen, das sich beim Gehen, Laufen und Springen noch um ein Vielfaches erhöht. Zum anderen liegt es an seinem komplizierten Aufbau, der einen komplexen Bewegungsmechanismus ermöglicht.

Das Kniegelenk besteht eigentlich aus drei Anteilen, man könnte sagen aus drei eigenen Gelenken:

→ dem **medialen Bereich** an der Beininnenseite,
→ dem **lateralen Bereich** an der Beinaußenseite,
→ dem **Kniescheibengelenk**.

Innere und äußere Gelenkhälfte – oder mediales und laterales »Kompartiment«, wie der Mediziner sie nennt – werden von den beiden ebenen Gelenkhälften des Schienbeinkopfes gebildet. Darauf liegen die beiden runden und mit Knorpel überzogenen Gelenkrollen des Oberschenkels, die *Kondylen*. Auch die Vorderseite der Kondylen ist ein Stück weit nach oben noch mit Gelenkknorpel überzogen. An dieser Stelle bildet eine v-förmige Vertiefung das Gleitlager für die Kniescheibe (s. Abb. 16 auf der nächsten Seite).

Gemeinsam bilden die beiden Kniehälften eine Art »Doppelgelenk«. Das Besondere an dieser Konstruktion: Sie ermöglicht neben dem Beugen und Strecken auch eine feine Drehbarkeit des Unterschenkels und macht das Knie damit gleichzeitig zu einem **Scharnier**- und einem **Drehgelenk**. Weil die beiden Gelenkkörper aber nicht formschlüssig sind und sich nicht umschließen wie z. B. an der Hüfte, fehlt eine stabilisierende knöcherne Führung. Beim Anbeugen kommt es dadurch zu einem zusätzlichen schubladenartigen Vor- und Zurückgleiten des Oberschenkels auf dem Schienbein – Mediziner sprechen hierbei vom »Roll-Gleit-Mechanismus«. Der Nachteil dieser Konstruktion ist, dass bei jedem Schritt extreme Dreh-, Gleit- und Scherkräfte auftreten.

Für festen Zusammenhalt, Stabilisierung und Koordinierung der Bewegungen braucht das Kniegelenk deshalb besonders zahlreiche

Das Knie ist ein dreiteiliges Gelenk.

Da ihm eine knöcherne Führung fehlt, braucht es stabile und besonders kräftige Bänder, Muskeln und Sehnen.

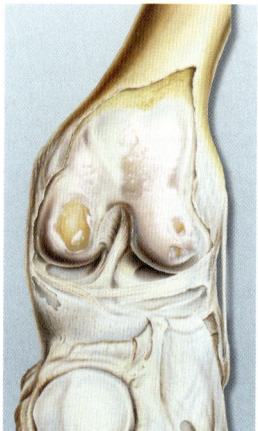

Kniearthrose mit »zerfranstem« Gelenkknorpel. Die Defekte entstehen zuerst an den am stärksten beanspruchten Stellen – den beiden Gleitflächen der Gelenkrollen.

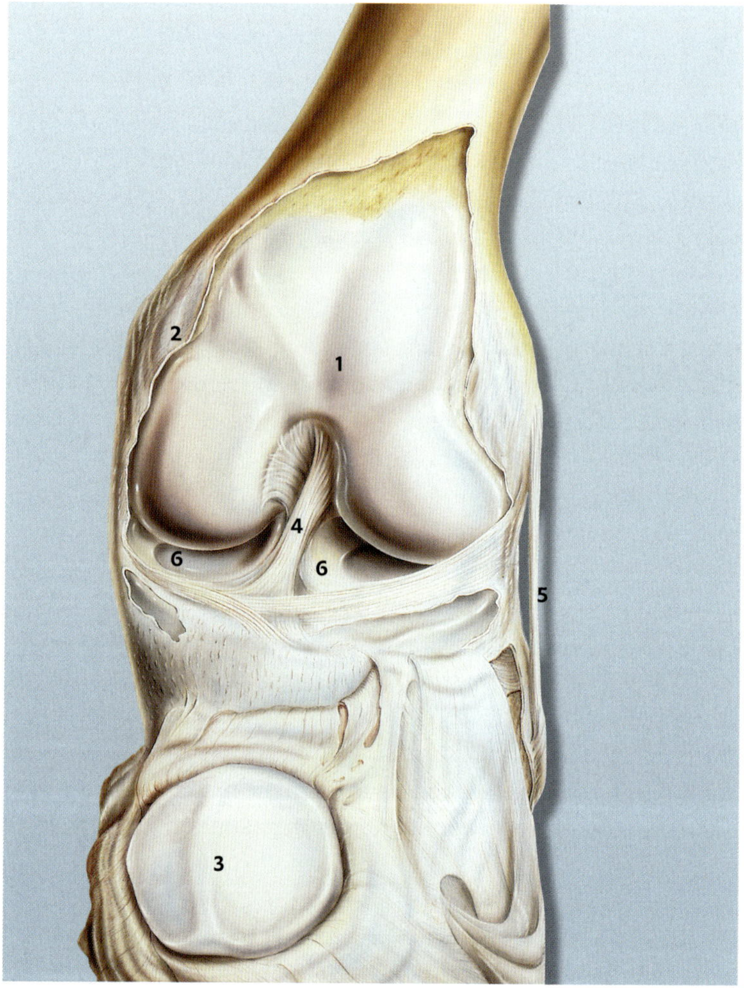

Abb. 16   Gesund und makellos: Kniegelenk von vorn mit Blick auf den gesunden Gelenkknorpel (1). Die Gelenkkapsel (2) ist, um es deutlicher zu machen, ins Gelenkinnere geöffnet und vorne samt Kniescheibe (3) nach unten geklappt. Sie sehen das vordere Kreuzband (4), ein Seitenband (5) sowie die beiden Menisken (6).

und dehnungsfeste Bänder: Zwei **Kreuzbänder** begrenzen die Schubladenbewegung, indem sie tief im Inneren des Gelenks einander überkreuzend Oberschenkel und Schienbein miteinander verbinden. Seitliches Abknicken verhindern ein inneres und ein äußeres **Seitenband** (Abb. 16, Seite 134). Zusätzliche Stabilität verleiht die Oberschenkelmuskulatur, die aus diesem Grund möglichst ausgeprägt und kräftig sein sollte.

All diese verschiedenen Bewegungskräfte zusammen mit der Belastung durch das Körpergewicht könnte der Gelenkknorpel allein nicht aushalten – schon deshalb nicht, weil die Gelenkkörper nicht gut aufeinander passen und Druckkräfte nicht gleichmäßig, sondern nur punktförmig auf die Schienbeinflächen übertragen würden. Zum Schutz besitzt das Kniegelenk daher zwei zusätzliche elastische Knorpelscheiben – die **Menisken**, die als Puffer und Stoßdämpfer dienen und zugleich für eine bessere Passform der Gelenkkörper sorgen.

Jedes Knie besitzt zwei Menisken: einen Außen- und einen Innenmeniskus.

Weil sie Druck über eine größere Fläche verteilen, entlasten die Menisken den Gelenkknorpel erheblich. Darüber hinaus verhindern sie beim Anbeugen wie Bremsklötze ein übermäßiges Nach-vorn-Gleiten des Oberschenkels auf dem Schienbein. Gegen Verrutschen sind sie teils an der Gelenkkapsel, teils miteinander verwachsen.

Eine andere Besonderheit am Knie ist die **Kniescheibe** *(Patella)*, die als einzelner kleiner Knochen vor den Oberschenkelrollen liegt. Sie dient nicht etwa, wie zuweilen angenommen, zum Schutz des Gelenks, sondern sorgt vielmehr für eine bessere Übersetzung der Kraft des Oberschenkelstreckmuskels auf den Unterschenkel. Für diese Kraftumlenkung ist sie mit ihrer Vorderseite in die starke Sehne des Oberschenkelmuskels eingewachsen, wird so in ihrer

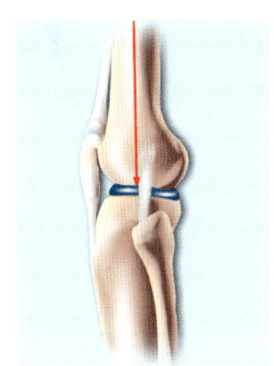

Man schätzt, dass die Menisken den Spitzendruck im Gelenk um die Hälfte reduzieren.

135

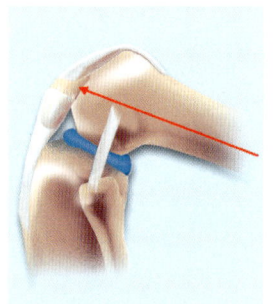

Je stärker das Knie gebeugt wird, desto größer ist der Druck im Kniescheibengelenk.

Lage gehalten, allerdings auch mit großer Kraft gegen ihre v-förmige knorpelige Gleitbahn am Oberschenkel gepresst. Auf ihrer Rückseite ist deshalb auch die Kniescheibe mit schützendem Gelenkknorpel überzogen und bildet, zusammen mit dem Oberschenkel, das Kniescheibengelenk.

Spezielle Ursachen der Kniearthrose

Diese aufwändige Konstruktion mit zahlreichen und z. T. außergewöhnlichen Bauteilen macht das Kniegelenk einerseits sehr beweglich, andererseits besitzt es dadurch auch zahlreiche zusätzliche Schwachstellen: Verschleißteile wie etwa die Kreuzbänder, die Menisken oder das Kniescheibengelenk.

Man braucht also kein Hochleistungssportler zu sein, um irgendwann Probleme mit den Knien zu bekommen. So groß und kräftig sie einerseits sind, so »empfindlich« sind sie andererseits gegenüber Verletzungen. Knochenbrüche, Dehnungen oder auch das Einreißen von Gelenkkapsel, Sehnen, Bändern oder Menisken hinterlassen ihre – oftmals unbemerkten – Spuren, insbesondere dann, wenn sie nicht vollständig heilen konnten und das Gelenk zu früh wieder belastet wurde: Gelenkflächenunebenheiten, dauerhafte Gelenkinstabilität durch geschädigte und schlaffe Bänder sowie Beschädigungen an Menisken führen letzten Endes zu Störungen im Bewegungsmechanismus des Gelenks und zur Überlastung.

Meniskusschäden wie Einrisse, Abrisse oder Auffaserungen stellen ein besonderes Arthroserisiko dar. Zum einen, weil geschädigte Menisken – genau wie der erkrankte Gelenkknorpel – ihre Stoßdämpfereigenschaften verlieren. Zum anderen, weil lose, »umgeschlagene« Meniskuslappen zusätzlichen Druck auf den Gelenkknorpel ausüben oder zu richtiggehenden Gelenkblockaden führen. Auch können Knorpelteilchen abgerissen und in den Gelenkspalt geschwemmt werden, wo sie wie Fremdkörper dem Gelenkknorpel zusetzen.

Weil die Pufferfunktion der Menisken für das Knie so wichtig ist, wird der Arzt immer versuchen, in einer Operation Schäden, so weit es geht, zu beheben und die Menisken möglichst zu »retten«, also so viel Gewebe wie möglich zu erhalten. Inzwischen weiß man nämlich auch, dass die Entfernung großer Meniskusbereiche oder sogar die Totalentfernung bei fast jedem zweiten Patienten innerhalb der nächsten zehn Jahre zur Arthrose führen kann. Bei der Operation – in der Regel wird eine Arthroskopie (s. Seite 110) durchgeführt – lassen sich aufgeraute und ausgefranste Stellen glätten, freie Gelenkkörper, also losgelöste Knorpelteilchen entfernen und sogar Risse an manchen Stellen wieder nähen.

Meniskusrisse können ganz plötzlich auftreten, z. B. durch erhebliche Gewalteinwirkung (Sturz oder Verdrehung des Beins). Oft berichten Patienten, sie hätten bei aufgesetztem und gebeugtem Bein den Oberkörper abrupt und weit gedreht – klassische Situationen: Fußball spielen und Ski fahren.

Doch auch jahrelange, allmähliche Abnutzung kann Meniskusrisse nach sich ziehen – dann spricht man vom **degenerativen Meniskusschaden**. Ein derart vorgeschädigter und geschwächter Meniskus kann oftmals schon bei ganz geringer Krafteinwirkung und völlig alltäglichen Bewegungen einreißen – typischerweise beim Aufrichten aus der Hocke oder umgekehrt beim In-die-Hocke-Gehen.

Belastend sind vor allem stereotype und oft wiederholte Bewegungsabläufe. Wer häufig lange knien muss, womöglich bei gleichzeitig verdrehtem Unterschenkel oder oft mit stark angewinkelten

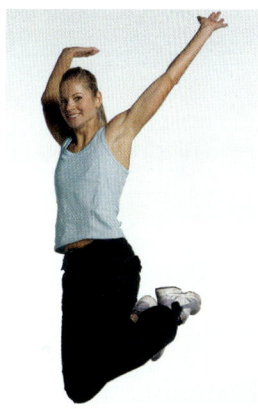

Keine Luftsprünge ohne gesunde Menisken: Sie sind einfach wichtig für das einwandfreie Funktionieren der Knie!

Eine Meniskusverletzung ruft plötzliche und heftige Schmerzen hervor, beim Einriss kann es sogar zur völligen Blockade des Gelenks kommen.

Ein degenerativer, abnutzungsbedingter Meniskusschaden entwickelt sich langsam.

Beinen in der Hocke arbeitet, etwa Fliesenleger, Maurer, Gärtner oder auch Bergleute, die unter Tage arbeiten, muss langfristig damit rechnen, einen Meniskusschaden davonzutragen: Dieser gehört sozusagen zum »Berufsrisiko«. Auch Menschen, die sportlichen Extrembelastungen ausgesetzt sind, wie Profi-Fußballer oder Skifahrer, haben häufiger mit Meniskusproblemen zu tun. Meniskusverschleiß durch berufsbedingte Überlastung erkennen die gesetzlichen Unfallversicherungen bei entsprechendem ärztlichen Nachweis als Berufserkrankung an.

Eine weitere bedeutende Ursache für die Entwicklung einer Kniearthrose sind die häufig vorkommenden Fehlstellungen **X-** und **O-Bein**. In der Regel verschleißt zunächst nur die überlastete Gelenkhälfte – beim X-Bein die äußere, beim O-Bein die innere. Mediziner bezeichnen dies als Valgus- bzw. Varusgonarthrose (*valgus* = nach außen gekrümmt, *varus* = O-förmig gekrümmt). In ausgeprägten und fortgeschrittenen Stadien greift der Verschleiß meist auch auf die übrigen Gelenkanteile, einschließlich des Kniescheibengelenks, über.

Die Arthrose des Kniescheibengelenks, die **Retropatellararthrose** (*retro* = rückseitig), kommt isoliert, also für sich allein, nur selten vor, dann aber meist bei noch sehr jungen Menschen. Weil beim Anwinkeln des Beins die Kniescheibe mit hohem Druck gegen den Oberschenkel gepresst wird, genügt bereits hohes Körpergewicht oder vermehrte, insbesondere sportliche Beanspruchung, um den Kniescheibenknorpel zu überlasten. Typische Symptome sind dann Schmerzen direkt unter der Kniescheibe (Patella), die vor allem beim Hinknien und Treppabgehen ausgelöst werden.

Schmerzen »in« der Kniescheibe sind Zeichen eines Knorpelschadens.

Darüber hinaus ist die Patella ein anatomisch überaus variationsreicher Knochen. Häufig ist sie von Geburt an sehr klein, gespalten oder ungleichmäßig geformt – allein dadurch ergeben sich bereits ungünstige Druckverhältnisse im Kniescheibengelenk. Ist das Bindegewebe zudem schwach und damit instabil, kann es zu häufigem Verkanten oder sogar zur Verrenkung der Kniescheibe kommen – ebenfalls Ursache für übermäßige Abnutzung.

Man kann versuchen, das Verkanten durch Kräftigung des Oberschenkelstreckers in den Griff zu bekommen. Seine Sehne führt die Kniescheibe in ihrer Gleitbahn und stabilisiert sie (s. dazu ab Seite 135). Eine gezielte Behandlung ist dagegen nicht einfach. Hier stößt die Medizin an ihre Grenzen. Eine fehlgebildete Patella ist und bleibt die Schwachstelle des Kniegelenks mit Neigung zu Komplikationen, die sich manchmal nur schwer beheben lassen. Versuche mit Ersatz durch eine künstliche Kniescheibe haben bisher noch keine überzeugenden Ergebnisse geliefert.

»Erste Hilfe« bei Problemen mit der Kniescheibe: Aufbau des Oberschenkelstreckers durch gezieltes Muskeltraining.

Typische Symptome

Im Allgemeinen verläuft die Arthrose des Kniegelenks ausgesprochen langsam, in vielen Fällen über Jahre beschwerdefrei. Schmerzen im Anfangsstadium treten meist nur hin und wieder auf. Längere beschwerdefreie Phasen wechseln sich mit schmerzhaften ab.

Im weiteren Verlauf werden die Symptome dann immer häufiger: Typisch sind **Anlaufschmerzen** zu Beginn von Bewegungen, beim Aufstehen, Aufrichten oder beim Hinabgehen von Treppen oder abschüssigen Wegen. Das Knie fühlt sich steif und wie »eingerostet« an, vor allem nach längeren Ruhephasen und am frühen Morgen. Schmerzen werden oft als dumpf und unbestimmt empfunden, können aber sehr gut auf das Knie und seine direkte Umgebung eingegrenzt werden.

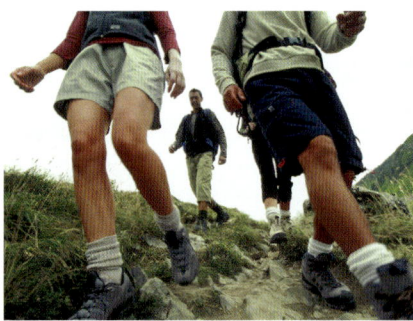

Belastungen wie ein Wanderwochenende in den Bergen können die Arthrose aktivieren. Folgen: Kniesteife und -schwellung.

Später treten die Beschwerden auch bei **Belastungen** auf, etwa nach längerem Gehen (Spaziergang, Einkaufsbummel). Das Abwärtsgehen von Treppen oder Steigungen bereitet meist heftigere Probleme. Größere Belastungen können in diesem Stadium auch die Aktivierung der Arthrose auslösen, dann kommt es zum Gelenkerguss mit Anschwellung des Knies und einem **Spannungsgefühl**, das sich bis oberhalb der Kniescheibe ausdehnen kann.

Bei weit fortgeschrittener Arthrose schmerzt das Knie schon bei leichten Bewegungen oder sogar in Ruhe. Verminderte Streckfähigkeit und der sicht- und fühlbare Schwund der Oberschenkelmuskulatur sind weitere Hinweise auf ein weit vorangeschrittenes Erkrankungsstadium.

So macht sich eine Kniegelenksarthrose bemerkbar:

→ steifes, wie »eingerostetes« Gelenkgefühl

→ dumpfe, unbestimmte Schmerzen direkt im oder um das Gelenk

→ Anlauf, Belastungs- und Ruheschmerz, vor allem beim Hinabgehen von Treppen und abschüssigen Wegen

→ Spannungsgefühl und Anschwellung der Gelenkumgebung

Konservative Behandlung

Liegt eine Fehlstellung wie X- oder O-Bein vor, dann kann eine **orthopädische Schuhzurichtung** in vielen Fällen eine zwar einfache, aber dennoch effektive Maßnahme zur Begradigung der Beinachse und damit Entlastung des Gelenks sein. Die Fehlstellung ist praktisch bei allen Betroffenen bereits mit kurzem Blick auf die Schuhsohlen erkennbar, die ungleichmäßig abgelaufen werden: bei X-Bein die Sohleninnenkante, bei O-Bein die Sohlenaußenkante. Der Orthopäde wird zunächst vom Orthopädieschuhmacher eine entsprechende Verstärkung am Sohlenrand anbringen lassen.

Bei einem X-Bein kann der Arzt zunächst versuchen, die Kniegelenke mit einer Schuhinnenranderhöhung, bei einem O-Bein mit einer Schuhaußenranderhöhung zu entlasten.

In schmerzhaften Phasen nimmt die **Medikamentenbehandlung** mit nicht-steroidalen Antirheumatika in allen Darreichungsformen (u. a. Tabletten, Salben, seltener auch als Spritze) bzw. mit Coxiben einen wichtigen Platz ein. Salben und Salbenumschläge beispielsweise entfalten ihre schmerzlindernde Wirkung am Knie besonders gut, da die Substanzen nur einen kurzen Weg zum Gelenk zurücklegen müssen. Das Gleiche gilt für die Iontophorese, bei der die Wirkstoffe, etwa Diclofenac, mit Hilfe von Strom noch tiefer ins Gewebe geschleust werden (vgl. Seite 93 und ab 97).

Ist die Arthrose zwar noch nicht allzu weit fortgeschritten, trotzdem aber hochschmerzhaft, wird der Arzt erwägen, Kortison direkt ins Gelenk zu spritzen. Der schmerzlindernde und antientzündliche Effekt setzt bei der Gelenkinjektion sehr schnell ein und hält auch längere Zeit an. Ist das Gelenk jedoch derart entzündet, dass es spannt, stark geschwollen und deshalb kaum noch beweglich ist, dann sollte es **punktiert** werden. Der Gelenkerguss wird dann unter streng sterilen Bedingungen mit einer Spritze abgesaugt.

Das Kniegelenk ist Haupteinsatzgebiet von Knorpelaufbaukuren mit **Chondroprotektiva** (zur Wirkungsweise s. nochmals Seite 104). Grund ist, dass das Knie für Spritzen besonders gut zugänglich ist und sich die meisten dieser Wirkstoffe nur in Form einer Gelenkinjektion einsetzen lassen, d. h. es gibt sie in keiner anderen Darreichungsform.

Diese Punkte sollten Sie bedenken, bevor Sie sich für eine Knorpelkur entscheiden:

→ Die Wirksamkeit von Chondroprotektiva ist nicht endgültig gesichert und die Gefahr, das Gelenk bei der Injektion mit Bakterien zu infizieren, kann nie völlig beseitigt werden. Dies spielt eine umso größere Rolle, weil eine Knorpelaufbaukur immer aus einer Serie von mehreren Injektionen besteht, die in relativ kurzen Zeitabständen – z. B. einmal wöchentlich – gegeben werden.

→ Eine Injektion dieser Präparate ist darüber hinaus nicht völlig schmerzlos: Manche Mittel sind zähflüssig und verursachen dadurch einen zwar vorübergehenden, aber z. T. sehr schmerzhaften Druckanstieg im Gelenkspalt.

Mit konservativen Therapiemaßnahmen lassen sich Schmerzen lindern. Zur Erhaltung der Beweglichkeit und Belastbarkeit Ihres erkrankten Kniegelenkes können sie aber nur indirekt beitragen. Die wichtigste Behandlungsform ist und bleibt die konsequent und regelmäßig durchgeführte **Gymnastik**. Dies gilt auch – oder gerade – in Zeiten, in denen Sie unter Schmerzen leiden und sich deshalb eigentlich möglichst wenig bewegen möchten.

Doch Bewegungsmangel, Schonung oder sogar völlige Ruhigstellung führen gerade am Bein rasch und nachhaltig zum Muskelschwund (vgl. Seite 48) mit der Folge, dass das Bein bald seine volle Streckfähigkeit verliert und eine so genannte **Kniebeugekontraktur** entwickelt.

Früh und dauerhaft wird der an der Beininnenseite verlaufende Muskelstrang des vierteiligen Oberschenkelstreckers geschwächt, im weiteren Verlauf nach und nach auch seine anderen drei Anteile. Die Kniebeugemuskulatur auf der Oberschenkelrückseite wird dadurch unverhältnismäßig kräftig. Sie verkürzt sich und zwingt das Gelenk allmählich in eine unnatürlich gebeugte Stellung. Lässt sich das Bein schließlich aktiv gar nicht mehr durchstrecken, dann wird normales Gehen so gut wie unmöglich, und auch das andere Knie und beide Hüftgelenke geraten in eine Fehlhaltung.

Zur Vorbeugung der Kniebeugekontraktur ist die Krankengymnastik enorm wichtig, und sie kostet letztlich weniger Anstrengung, Kraft und Mühe als jeder Versuch, den Schaden zu reparieren. Wenn die Kontraktur so weit entwickelt ist, dass sich das Bein selbst »per Hand« nicht mehr durchdrücken lässt, dann kann die Gymnastik nämlich allein nichts mehr ausrichten. Die Kontraktur ist nur schwer und unter Schmerzen wieder rückgängig zu machen. Gelenkkapsel, Muskeln und verkürzte Sehnen in der Kniekehle müssen durch spezielle Strecklagerungen wieder gedehnt werden – ein Prozess, der wochenlang dauern kann.

Empfehlungen bei geschädigten Kniegelenken

Empfehlungen für den pfleglichen, schonenden Umgang mit geschädigten Gelenken haben immer eines zum Ziel: viel Bewegung bei möglichst wenig Belastung. Gewichtsentlastung und Dämpfung von Stoßbelastungen können Schmerzen bereits erheblich

Übungen, die einer Kniebeugekontraktur entgegenwirken, sollen die Kniebeuger dehnen und gleichzeitig die Oberschenkelstrecker kräftigen (s. Übung 1 in der vorderen Umschlagklappe).

ACHTUNG

Unter die Knie gelegte polsternde Decken oder Kissen unterstützen und beschleunigen die Entwicklung einer Kniebeugefehlstellung; zudem bringt diese Maßnahme nur eine vorübergehende und keine dauerhafte Schmerzlinderung. Halten Sie deshalb beim Ausruhen und Hochlegen die Beine möglichst gerade und ausgestreckt.

lindern und den Erkrankungsverlauf erträglicher gestalten. An folgende Punkte sollten Sie also denken:

→ **Übergewicht abbauen:** Zu viele Pfunde lasten besonders auf den Kniegelenken – übrigens weit stärker als auf den Hüftgelenken. Überprüfen Sie Ihr Gewicht nach dem Schema auf Seite 77. Wenn Sie zu viel auf die Waage bringen, dann sollten Sie Ihren Gelenken zuliebe unbedingt abspecken.

→ **Gutes Schuhwerk tragen:** Dämpfende Absätze und Sohlen fangen Stöße beim Gehen zum Großteil bereits im Schuh ab. Fragen Sie schon beim Kauf nach besonders weichen Sohlen, z. B. aus Krepp, oder einem gepolsterten Fußbett. Stoßdämpfende Sohlen bzw. Fersenpolster können Sie auch nachträglich in die Schuhe einlegen oder spezielle Pufferabsätze vom Schuhmacher anbringen lassen.

→ **Stöckelschuhe lieber meiden:** Hohe Absätze sehen zwar oft gut aus, sind aber »Gift« – nicht nur für die Großzehen und Füße, sondern auch für die Knie, weil sie das Fußgelenk in eine Fehlstellung bringen, die im Knie ausgeglichen wird und dort zusätzlich Druck entstehen lässt. Verzichten Sie als Frau bei Gelenkproblemen besser auf hohe Schuhe.

→ **Knieschonend arbeiten:** Vermeiden Sie tiefes Kniebeugen. Arbeitsgeräte für Haus und Garten – Besen, Schrubber und Harken – gibt es auch mit langem Stiel. Wer beruflich viel in der Hocke oder auf Knien arbeiten muss (Handwerker), braucht gepolsterte Knieschützer.

→ **Kniefreundlichen Sport treiben:** Bewegung trägt viel zur Gesundung der Knie bei. Neben täglicher Gymnastik sollten Sie häufiger Rad fahren – möglichst im kleinen Gang – oder regelmäßig Schwimmen gehen. Auch Wandern, leichtes Laufen (Jogging) oder strammes Gehen (»Walking«) auf weichem Gelände und mit federnden, luftgepolsterten

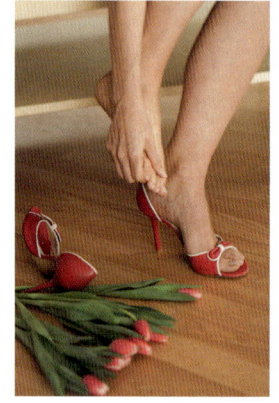

Verschaffen Sie sich regelmäßig Bewegung, im Idealfall dreimal täglich, etwa mit Gymnastik, einem Spaziergang mit dem Hund oder einer Runde Radfahren.

Sportschuhen sind durchaus erlaubt. Schädlich sind dagegen Sportarten, die schnelles Loslaufen und abruptes Abstoppen erfordern (Tennis, Squash, alle Kampfsportarten, vgl. ab Seite 73).

Operationsmöglichkeiten

Gerade die fortgeschrittene Arthrose an einem oder beiden Knien kann die Lebensqualität immens beeinträchtigen. Wem jeder einzelne Schritt zur schmerzhaften Qual wird und wem selbst täglich eingenommene Medikamente keine Linderung mehr bringen, dem wird es vielleicht nicht schwer fallen, sich zur Operation zu entschließen. Verschiedene Eingriffe sind am Knie möglich. Abhängig von der zugrundeliegenden Ursache zeigt jeder Patient einen unterschiedlichen Befall der drei Kniegelenksanteile.

Der Arzt wird die Operationsmethode also danach auswählen, ob noch gesunde und intakte Knorpelbereiche vorliegen, wie stabil die Gelenkbänder noch sind und was zum Gelenkverschleiß geführt hat.

Bei X- bzw. O-Bein (vgl. Seite 52) ist der weniger belastete Gelenkabschnitt oft noch funktionstüchtig. Dann kann eine **Umstellungsoperation** in Frage kommen, in der die Fehlstellung als Ursache behoben wird und das Gelenk so die Möglichkeit bekommt, sich zu erholen. Das Prinzip des Eingriffs wurde auf Seite 109 bereits besprochen. Ob diese Operation noch möglich ist, bestimmt der Zustand des weniger belasteten Knorpelbereiches. Hinweise darauf liefert das Röntgenbild, das Auskunft über die Knorpeldicke geben kann (s. auch Abb. 10, Seite 62).

INFO

Dies sind mögliche Operationsverfahren am Kniegelenk:

– Umstellungsoperation

– arthroskopische Maßnahmen

– teilweiser oder kompletter Ersatz des Gelenks

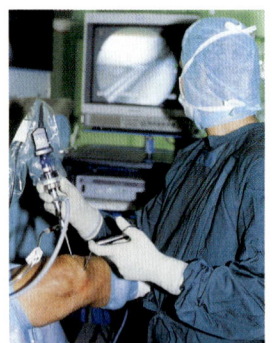

Eine Arthroskopie kann auch Hinweise zur weiteren Operationsplanung liefern.

Die Beschaffenheit der Knorpeloberfläche kann allerdings besser über die **Arthroskopie** (s. ab Seite 65) als über das Röntgenbild beurteilt werden. Deshalb wird der Arzt Ihnen raten, vor einer Umstellungsoperation das Gelenk zunächst spiegeln zu lassen. Außerdem können dann bestehende Schäden an Menisken oder Knorpelabschilferungen gleich mit beseitigt und damit das Gleitverhalten des Gelenks verbessert werden. Manchmal ist es auch möglich, knorpelaufbauende *(chondroplastische)* Maßnahmen wie arthroskopische Knorpelanbohrungen (s. Seite 112) mit einer Umstellungsoperation zu kombinieren. Diese wird bei beginnender Arthrose und Achsenfehlstellung des Knies auch vor einer Knorpelknochen- oder Knorpelzellverpflanzung (s. Seiten 112/113) notwendig sein. Ist der Knorpel dagegen großflächig zerstört, stellenweise gar nicht mehr vorhanden, sodass der Knochen freiliegt (»Knorpelglatze«) und ebenfalls angegriffen ist, dann hilft meist nur noch der **künstliche Gelenkersatz**.

Es bieten sich drei verschiedene Endoprothesentypen für das Kniegelenk an, je nachdem wie viele Gelenkanteile erkrankt sind und in welchem Zustand sich die Gelenkbänder – insbesondere die Seitenbänder – befinden.

Sind die Bänder noch belastbar, wird der Arzt eine **Oberflächenersatzprothese** wählen. Wie der Name sagt, ersetzt das Implantat nur die angegriffene Oberfläche des Gelenkknochens, es wird also nur das ersetzt, was auch zerstört ist. Die Gelenkbänder und auch zahlreichen Nerven, die für die Koordination der Gelenkbewegung nötig sind, bleiben erhalten. Weil nur wenig körpereigenes Gewebe, d. h. Knorpel und Knochen, entfernt werden muss, ist die Methode also vergleichsweise »schonend«. Es gibt grundsätzlich zwei Methoden des Oberflächen- bzw. Gleitflächenersatzes:

Bei Zerstörung nur einer der beiden Kniegelenksflächen ist eine so genannte *Unikompartimentprothese* geeignet (als Kompartimente bezeichnet der Mediziner die drei Kniegelenksanteile, s. auch Seite 133). Sie besteht aus einer metallenen Gleitschiene, die am Oberschenkel befestigt wird. Weil sie wie eine Schlittenkufe geformt ist, nennt man das Implantat auch **Schlittenprothese** (Abb. 17 und rechts). Das entsprechende Unterteil besteht aus Kunststoff *(Polyäthylen)* und wird im Schienbeinkopf verankert. Schlittenprothesen können heute auch minimal invasiv mit relativ kleinem Schnitt (s. Seite 111) eingesetzt werden. Sind beide Gelenkflächen zerstört, wird eine *Bikompartimentprothese* bzw. ein **vollständiger Oberflächengleitersatz**, der beide Gelenkrollen bedeckt (Abb. 17 und rechts), gewählt. Auch hier gilt die Voraussetzung, dass die Gelenkbänder noch ausreichenden Halt bieten.

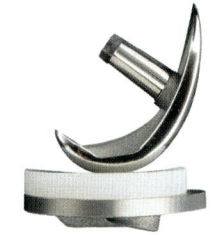

Schlittenprothese

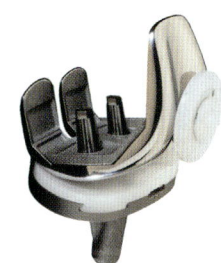

Vollständiger Oberflächengleitersatz

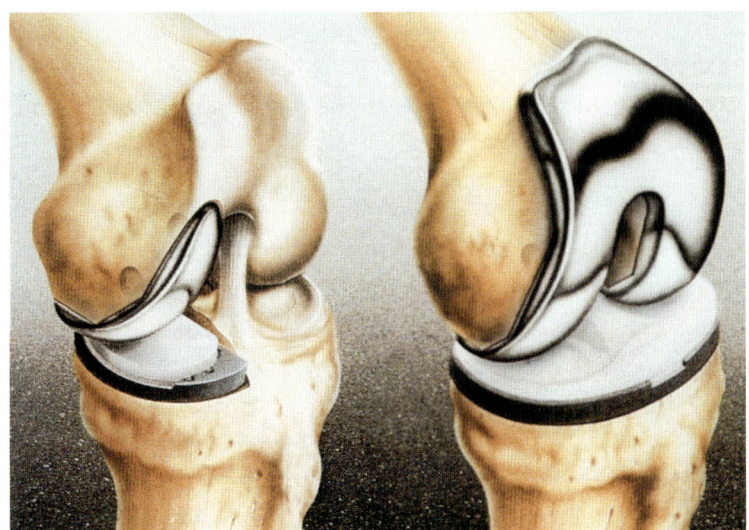

Abb. 17 »Uni« und »Bi«: Teilendoprothesen
(links: Unikompartiment-, rechts: Bikompartimentprothese) ersetzen nur den zerstörten Bereich der Gelenkflächen am Knie.

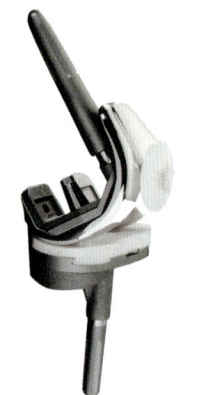

Totalendoprothese mit Stiel zur Verankerung im Knochen.

Die dritte Alternative ist die **Totalendoprothese**. Das Gelenk wird komplett, einschließlich der Gelenkbänder (Kreuz- und Seitenbänder), entfernt und durch ein künstliches Scharniergelenk ersetzt. Der Arzt wird diese Art der Prothese aber nur in sehr schweren Fällen von Arthrose und bei völligem Verlust der Bandstabilität in Erwägung ziehen. Das Kunstgelenk besteht aus zwei Teilen, die in Ober- und Unterschenkel jeweils mit einem Metallstiel eingepasst und verankert werden. Zusätzlich sind beide Prothesenhälften über einen Zapfen miteinander verbunden, der Stabilität gewährleistet, also die Gelenkbänder ersetzt. Man nennt diese Art der Prothese auch **teilgekoppelte, stielverankerte Endoprothese**.

Ob auch die Kniescheibe entfernt werden muss, hängt von verschiedenen Faktoren ab, etwa dem Zustand des Kniescheibengelenks. Aber selbst in Fachkreisen herrscht über diesen Punkt – ähnlich wie bei der Frage, ob ein Kunstgelenk zementiert oder unzementiert eingesetzt werden soll (vgl. Seite 118) – noch keine einhellige Meinung. Der operierende Arzt wird hier individuell nach eigenem Ermessen und seiner Erfahrung entscheiden.

Was kommt mit einem künstlichen Kniegelenk auf Sie zu?

Welcher Endoprothesentyp für Sie in Frage kommt, wird der Orthopäde ausführlich mit Ihnen besprechen. Spürbare Unterschiede gibt es eigentlich kaum. Auch die krankengymnastische Nachbehandlung ist bei allen Prothesenarten gleich. Mehr noch: Krankengymnastik und medizinische Trainingstherapie sind für den Erfolg der Operation ausschlaggebend!

Die **Rehabilitation** beginnt gleich am ersten Tag nach der Operation: mit aktiven Entstauungsübungen zur Normalisierung der Durchblutung und Krankengymnastik zum Wiederaufbau der

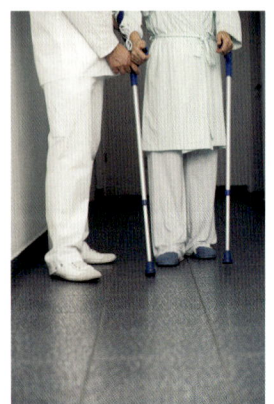

Muskulatur. Hauptziel ist dabei, dass Sie das Knie bald wieder voll durchstrecken können. Also muss vor allem die **Oberschenkelstreckmuskulatur** auftrainiert werden. Nach und nach wird das Bewegungstraining erweitert, sodass Sie auch das Sitzen, Aufstehen und Gehen üben.

In der Nachbehandlung kommt es ganz auf Ihre aktive Mitarbeit an. Sie selbst sind hier verantwortlich, nicht nur der Arzt, und ob sich die Risiken und Anstrengungen der Operation letztlich für Sie auszahlen, liegt in Ihrer Hand. Der Krankenhausaufenthalt dauert in der Regel etwa zwei bis drei Wochen. Im Anschluss daran kann es sinnvoll sein, das Knie im Rahmen einer »Anschlussheilbehandlung« (AHB) weiter für den Alltag und Beruf fit zu machen. Die einmal erlernten Übungen sollten Sie selbstständig zu Hause fortsetzen. Nach etwa vier bis sechs Wochen haben sich Muskeln und Bänder wieder soweit erholt, dass Sie Ihr neues Gelenk schmerzfrei bewegen und belasten können.

Ein künstliches Gelenk kann schwere Schmerzen beseitigen, die verloren gegangene Beweglichkeit und damit auch Lebensqualität zurückbringen. Das »eigene« gesunde Gelenk kann es jedoch nicht vollständig ersetzen und auch dessen ursprüngliche Belastbarkeit nicht ganz erreichen. Um die einwandfreie Einheilung zu gewährleisten, dürfen Sie erste Gehversuche nach der Operation im Zimmer und auf dem Gang daher nur vorsichtig und mit entlastenden Unterarmstützen unternehmen.

Und auch später im Alltag werden Sie in einigen Situationen »Rücksicht« nehmen müssen. Es gibt Bewegungen und Tätigkeiten, die Sie von nun an auf das neue Gelenk abstimmen müssen, damit es nicht zu einer Überlastung und Lockerung kommt (s. nächste Seite).

ACHTUNG

Der Kniegelenkersatz kann nur erfolgreich verlaufen, wenn Sie das Übungsprogramm des Physiotherapeuten täglich und konsequent über einen längeren Zeitraum auch zu Hause weiterführen. Mindestens eine halbe Stunde am Tag sollten Sie sich dafür Zeit nehmen.

Ihr Lebensrhythmus muss sich nun dem neuen Gelenk anpassen.

Erfahrungsgemäß ist es sinnvoll, die **Gehstützen**, die Sie im Krankenhaus bekommen, so lange zu benutzen, bis Sie das Bein aus eigener Kraft ganz durchstrecken können und beim Gehen nicht mehr hinken oder Schmerzen verspüren. **Das kann etliche Wochen dauern.** Umso wichtiger ist die kontinuierliche Muskelkräftigung: sie allein schützt und stabilisiert das Gelenk – nicht nur das neue »künstliche«, sondern eben auch das alte »eigene«. Je besser der Muskelschutz ist, desto geringer ist auch die Gefahr der Prothesenlockerung (s. dazu Seite 121). Wann das Kunstgelenk voll belastet werden darf, ist von Patient zu Patient verschieden und hängt von Kraft und Stabilität der gelenkumgebenden Muskulatur ab.

(s. dazu Seite 121)

ACHTUNG

Muskelaufbau und Gewichtsabnahme sind die beiden wichtigsten Maßnahmen nach dem Einsatz eines künstlichen Kniegelenks.

Ebenso ist es gerade für Knieendoprothesenträger von ganz entscheidender Bedeutung, bestehendes Übergewicht abzubauen bzw. das Gewicht zu halten. Zu viele Pfunde führen bald zu einem Stabilitätsverlust der Gelenkbänder und damit letzlich auch zum »Aus« für die Prothese, also zum Prothesenversagen. Manche Kliniken nehmen den Eingriff bei Übergewichtigen sogar nur dann vor, wenn der Patient schon vor der Operation erheblich abgenommen hat und damit zeigt, dass er seinen Beitrag zum Gelingen auch leisten will und kann.

Sicherlich: Künstliche Kniegelenke können grundsätzlich ausgetauscht werden. Eine Wechseloperation am Knie ist aber ungleich komplizierter durchzuführen als z. B. an der Hüfte. Also ist es doch besser, zu versuchen, selbst dazu beizutragen, dass dies gar nicht erst notwendig wird.

Was für Sie im Alltag beachtenswert ist, wird Ihnen bereits während der Physiotherapie in der Klinik erklärt – es gehört zum Rehabilitationsprogramm dazu. So wird man Sie etwa vor Stoßbelastungen durch Hüpfen und Springen, Drehbewegungen des operierten Beins bei aufgesetzem Fuß oder starkem Kniebeugen »warnen« und Ihnen praktische Tipps für ein »**prothesengerechtes**« **Verhalten** an die Hand geben. Einige Beispiele:

So gestalten Sie Ihren Alltag »prothesengerecht«

Richtiges Sitzen

→ Das Hinsetzen in Stühle und Sessel und das Aufstehen sollten Sie von nun an immer kontrolliert und langsam vornehmen, indem Sie sich dabei an den Armlehnen abstützen.

→ Achten Sie darauf, dass die Sitzfläche von Stühlen und Sesseln nicht zu weich ist und auch nicht nach hinten abfällt. Legen Sie bei Bedarf ein Keilkissen unter; gegebenenfalls lässt sich die Sitzfläche nach vorne kippen. Besonders Patienten, die im Beruf vorwiegend sitzen müssen, sollten sich einen Arbeitsstuhl besorgen, der in Sitzhöhe und -position korrekt einstellbar ist.

→ Halten Sie zur Entlastung der Kniegelenke die Beine immer ausgestreckt, d. h. winkeln Sie die Knie möglichst wenig an und stellen Sie die Füße nicht unter den Stuhl.

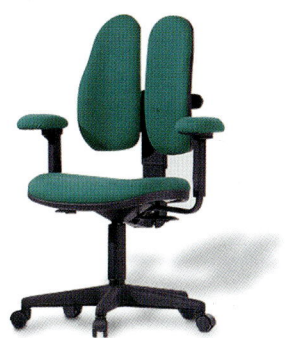

Die Sitzfläche von Arbeitsstühlen sollte sich nicht nur in der Höhe, sondern auch in der Neigung variabel einstellen lassen.

Richtiges Gehen

→ Benutzen Sie vom Tag der Operation an beide Gehstützen – am besten drei Monate lang. Wenn Sie sich bis dahin sicher genug fühlen, lassen Sie zunächst die Stütze auf der operierten Seite weg.

→ Gehen Sie keine zu ausgedehnten Strecken am Stück, sondern lieber mehrfach täglich kürzere Abschnitte. Planen Sie bei längeren Spaziergängen mehrere kleine Pausen ein, auch für den Rückweg. Meiden Sie gelenkbelastende, starke Steigungen und häufiges Bergabgehen.

→ Heben Sie die Füße bei jedem Schritt gut an und rollen Sie sie ebenso bewusst ab.

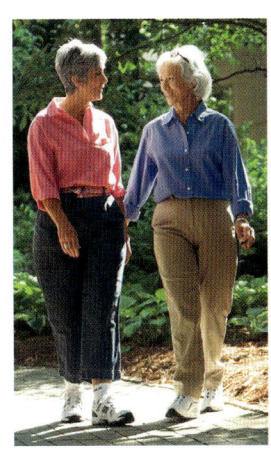

→ Beim Umdrehen sollten Sie eine kleine Kurve laufen – nicht abrupt auf den Füßen stehend umwenden. Denken Sie auch bei plötzlichen Geräuschen daran: Vermeiden Sie schnelles Zurückschauen, bei dem unwillkürlich Oberkörper und Hüfte mitgedreht werden.

Richtiges Schuhwerk

→ Sind Ihre Schuhe den neuen Verhältnissen angepasst? Sie müssen dem Fuß Halt und Dämpfung geben, die Ferse soll eingeschlossen sein, die Absätze weich und flach (nicht höher als drei oder vier Zentimeter). Empfehlenswert sind Halbschuhe mit breiten Sohlen und breitem, so genanntem Blockabsatz. Im Zweifelsfall sollten Sie den Arzt fragen und sich neues Schuhwerk zulegen.

Richtiges Liegen und Schlafen

→ Ungünstig ist die Seitenlage mit angewinkelten Beinen – so genannte Embryonalstellung. Günstig und gelenkschonend ist die Rückenlage. Denken Sie aber daran, kein polsterndes Kissen unter die Knie zu legen!

Arbeiten im Haushalt

→ Tiefes In-die-Hocke-Gehen oder längeres Knien geht auf die Kniegelenke und sollte von nun an möglichst vermieden werden. Empfehlenswert sind Arbeitsgeräte mit langem Stiel. Wenn es dennoch einmal unvermeidbar ist, in die Knie zu gehen, dann legen Sie ein Polster unter und stützen sich beim Niederknien und Aufstehen an einer Tischkante oder einem Stuhl ab.

→ Auch langes, statisches Stehen belastet. Für Arbeiten wie Kochen oder Bügeln empfiehlt sich ein höhenverstellbarer, fest stehender Stuhl.

Richtiges Tragen

→ Vermeiden sollten Sie das Heben und Tragen schwerer
   Gegenstände. Leichtere Lasten verteilen Sie am besten gleichmäßig auf beide Körperseiten und halten sie möglichst dicht
   am Körper. Besser: auf Rucksack oder Rolltaschen bzw.
   Rollkoffer ausweichen.

Anziehen

→ Hosen oder Strumpfhosen ziehen Sie am besten mit dem
   operierten Bein zuerst an – dabei muss es nicht so stark angewinkelt werden. Beim Ausziehen die Reihenfolge umkehren.

Vermeiden Sie Stürze!

→ Achten Sie auf Stolperfallen: Türschwellen, Teppichfalten,
   rutschige Teppiche, herumliegende Kabel usw. Sorgen Sie vor

*Verteilen Sie Koffer und
Taschen gleichmäßig
auf beide Körperseiten.*

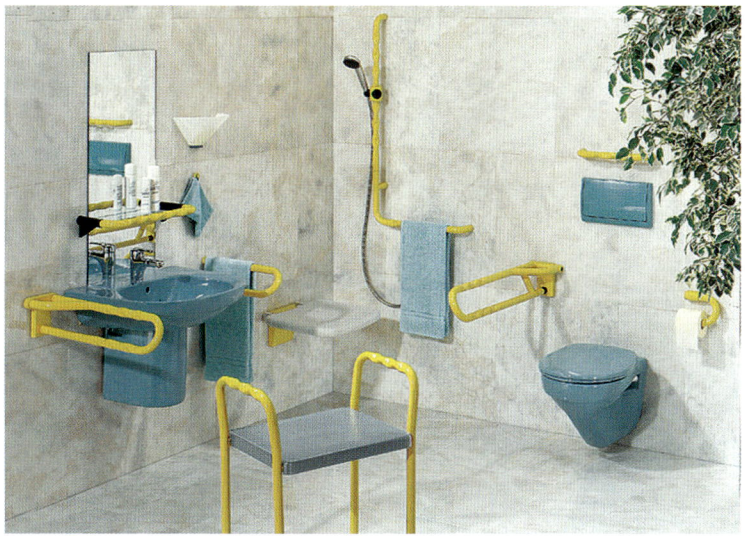

Zusätzliche Haltgriffe im Bad lassen sich leicht montieren und erhöhen Ihre
Sicherheit vor Ausrutschen und Stürzen.

und räumen Sie derartige Gefahrenquellen schon vor dem Gang in die Klinik beiseite. Ein Sturz könnte die Verankerung des Kunstgelenks im Knochen lockern.

→ Denken Sie auch an die Rutschgefahr im gesamten Badbereich. Nützlich sind rutschfeste Unterlagen für Bade- und Duschwanne. Gegebenenfalls sollten Sie das Bad mit zusätzlichen Haltegriffen ausstatten, z. B. in der Dusche, bei der Toilette oder an der Wand vor dem Spiegel. Anfangs ist Duschen günstiger als Baden, weil das Einsteigen in die Wanne noch schwer fällt.

Autofahren

→ Sie sollten erst dann selbst wieder ans Steuer, wenn Sie sich wirklich sicher fühlen, schnell reagieren und ohne Handstock gehen können – frühestens drei Monate nach der Operation. Kraft, Beweglichkeit und auch Schnelligkeit des Beins beziehungsweise aber beim Fahren benötigter Bewegungen müssen zuvor erst ausreichend wiederhergestellt sein.

Sport

→ Es gilt der Grundsatz »viel Bewegung – wenig Belastung«: Geeignet ist Schwimmen im Kraul-Beinschlag oder in Rückenlage, Rad fahren auf ebenem Gelände bzw. nur in kleinem Gang.

→ Regelmäßige Spaziergänge oder Wanderungen sollten im ersten halben Jahr nach der Operation nicht zu ausgedehnt sein, d. h. nicht länger als ein bis zwei Stunden.

→ Gelenkschonende Gymnastik – ganz besonders Wassergymnastik – ist die Säule der Arthrosetherapie. Es gibt spezielle Gymnastikkurse für Endoprothesenträger und Sportgruppen, denen Sie sich anschließen können. Volkshochschulen z. B. bieten Kurse an, und auch die gesetzlichen Krankenkas-

sen vor Ort vermitteln und organisieren spezielle Sportpro-
gramme. Außerdem macht es mehr Spaß, gemeinsam mit
anderen und Mitbetroffenen aktiv zu sein. Kontaktadressen
finden Sie im Anhang (ab Seite 219).

Arthrose des Hüftgelenks (Coxarthrose)

Bei gleichmäßiger Gewichtsverteilung stellt das Körpergewicht an
sich keine besondere Belastung für das kugelige Hüftgelenk dar. Es
besitzt einen stabilen und dicken Muskel-Sehnen-Mantel und ist
sehr belastungsfähig. Die Hüftarthrose ist überwiegend eine Alterserscheinung oder wird durch langjährige einseitige Belastung
aufgrund einer Fehlstellung ausgelöst – häufig durch **Hüftgelenksdysplasie** (s. Seite 51) oder auch nach einem **Knochenbruch** an Hüftpfanne, -kopf oder Oberschenkelhals. Daneben
kommen ganz bestimmte Erkrankungen des Hüftskeletts als Ursache in Frage: Dazu zählt die **Wachstumsfugenlösung**, in dem Fall
die Ablösung der knorpeligen Wachstumszone unterhalb des
Oberschenkelkopfes, und auch die **Perthes'sche Erkrankung**, eine
Durchblutungsstörung des Hüftkopfes, die dessen Verformung zur
Folge haben kann. Beide treten schon im Kindesalter auf.

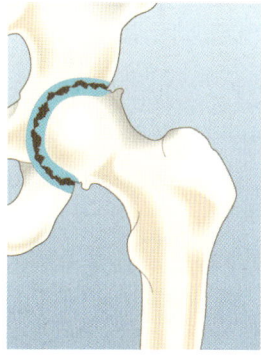

*Arthrose am Hüftgelenk
ist oft eine Alterserscheinung.*

Typische Symptome

Erstes Symptom der Hüftgelenksarthrose sind meist, wie auch am
Knie, vorübergehende Schmerzen bei größeren Anstrengungen,
nach längerem Sitzen, frühmorgens nach dem Aufstehen.

Ebenso typisch ist der Anlaufschmerz, der nach ein paar Schritten
verschwindet. Im Unterschied zur Kniearthrose lassen sich die
Schmerzen aber nicht so genau lokalisieren. Sie sitzen vorwiegend
in der Leiste und im Oberschenkel, teilweise strahlen sie sogar bis

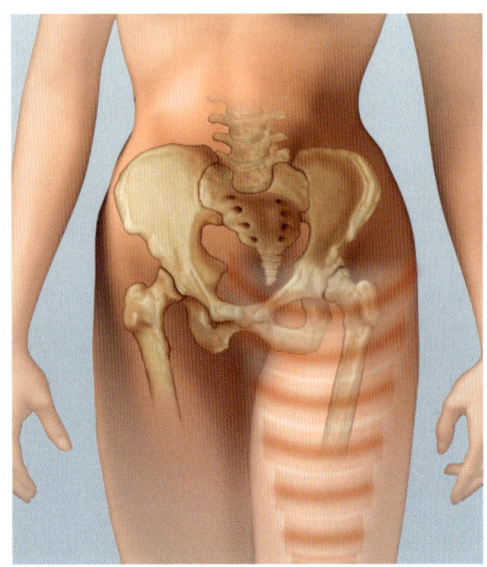

Abb. 18   Oft vieldeutig: Die Symptome einer Hüftarthrose lassen sich meist schlecht zuordnen; Schmerzen können in die Leiste oder den Oberschenkel hinab bis zum Knie ausstrahlen.

hinunter zum Knie aus, sodass zuerst der Gedanke an eine Knieerkrankung aufkommt. Zuweilen schmerzt auch das Gesäß außen über der Hüfte oder das Kreuz, was leicht mit »Ischias-Beschwerden« verwechselt wird.

Hat sich die Arthrose weiterentwickelt, so halten die Schmerzen länger an und treten auch in Ruhephasen, manchmal mitten in der Nacht »aus dem Schlaf heraus« auf.

Wie auch bei der Arthrose am Knie bereitet besonders das Hinabgehen von Treppen oder abschüssigen Wegen Probleme.

Im Laufe der Zeit nimmt die Beweglichkeit der Hüfte mehr und mehr ab, dann gelingt das An- und Ausziehen von Schuhen und Strümpfen oder das Schneiden der Fußnägel nicht mehr mühelos. Manche Betroffene bemerken den Beweglichkeitsverlust zunächst gar nicht, weil sie ganz unbewusst trickreiche »Ausweichmanöver« anwenden. Auch das seitliche Abspreizen, seltener das Heranziehen des Beins wird schmerzhaft, Beugen und Strecken schwieriger, aufrechtes Sitzen und Laufen zuweilen sogar unmöglich.

So macht sich eine Hüftgelenksarthrose bemerkbar:

→ schlecht lokalisierbare Schmerzen, die in die Leiste, den Oberschenkel bis ins Knie, ins Gesäß oder Kreuz ausstrahlen (oft mit Ischias-Schmerzen verwechselt)

→ Anlauf-, Belastungs- und Ruheschmerz

→ Schmerzen vor allem beim Abwärtsgehen von Treppen

→ zunehmender Beweglichkeitsverlust, dadurch Schwierigkeiten beim Bücken und Sitzen

Konservative Behandlung

Alle physiotherapeutischen Maßnahmen, wie auf den Seiten 83 bis 95 ausführlich beschrieben, können gerade die Beschwerden im frühen Stadium einer Hüftarthrose entscheidend bessern. Die Elektrotherapie mit diadynamischem Strom, warme Auflagen und Massagen lockern verkrampfte Muskulatur. Entzündungen von Sehnenansätzen im Hüft- und Oberschenkelbereich können mit Ultraschallbehandlungen deutlich gelindert werden.

In der Regel leitet der Arzt die Physiotherapie zunächst ambulant ein, d. h. Sie gehen zum jeweils angesetzten Termin in die ärztliche oder physiotherapeutische Praxis bzw. in die entsprechende Abteilung Ihrer Klinik.

Bei fortgeschrittener Erkrankung hat es sich allerdings als günstiger erwiesen, die Behandlungen im Rahmen eines stationären Krankenhausaufenthaltes durchzuführen. Aktive und passive Maßnahmen können hierbei viel intensiver und besser aufeinander abgestimmt durchgeführt werden. So lässt sich die Krankengymnastik in beschwerdereichen Phasen ganz gezielt mit schmerzlindernden Wärmebehandlungen oder diadynamischem Strom vorbereiten.

Eine Arthrose der Hüftgelenke führt nicht zwangsläufig zur Invalidität! Natürlich lässt sich die Erkrankung mit konservativen Maßnahmen nicht gänzlich stoppen, aber sie alle tragen wesentlich dazu bei, den weiteren Krankheitsverlauf günstig zu beeinflussen und zu bremsen.

Durch die intensive Physiotherapie lassen sich eingreifendere Schritte wie eine Operation hinauszögern oder unter Umständen sogar vermeiden – ein Ziel, das natürlich besonders bei jüngeren Patienten im Hinblick auf die begrenzte Lebensdauer eines künstlichen Gelenks wünschenswert ist (vgl. Seite 120).

Alle konservativen Maßnahmen können Sie selbstverständlich durch **gelenkentlastende Hilfsmittel** sinnvoll ergänzen. Hierzu zählen:

→ stoßdämpfende, elastische oder mit Luftkammern versehene Sohlen und Absätze an den Schuhen;
→ Gehstützen zur Gewichtsentlastung und Schmerzlinderung – bei einseitigen Gelenkproblemen werden sie auf der gesunden Seite getragen! Wer keine orthopädische Gehhilfe verwenden möchte, kann sich natürlich auch auf einen eleganten Wanderstock oder einen stabilen Regenschirm stützen;

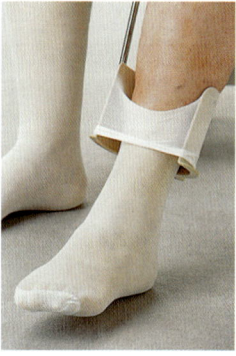

Anziehhilfe für Strümpfe: Dieses Kombinationsgerät kann auch als Schuhanzieher benutzt werden.

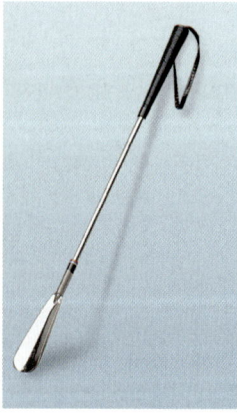

Besonders angenehm: langer Schuhlöffel mit elastischer Lasche.

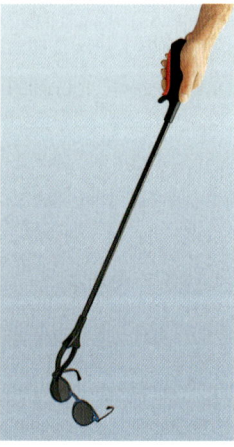

Greifhilfe mit langem Stiel.

→ Anziehhilfen für Strümpfe und Schuhe, elastische Schnürriemen oder einfach ein langer Schuhlöffel, wenn das Bücken nicht mehr ohne Weiteres gelingt;

→ Greifhilfen, die es in unterschiedlichen Längen gibt und mit denen sich Gegenstände mühelos und ohne Bücken vom Boden aufheben lassen.

Auch hier gilt: Halten Sie von nun an Ihr Körpergewicht noch besser unter Kontrolle und bauen Sie **Übergewicht ab**. Zu viele Pfunde führen zwar nicht direkt zur Hüftarthrose, beschleunigen sie aber. Darüber hinaus verstärken sie Schmerzen – jeder einzelne Schritt kann so zur Qual werden. Die Gefahr gerade bei Übergewichtigen ist, dass sie dann gar nicht mehr aus dem Sessel herauskommen und sich damit selbst in einen Teufelskreis aus völligem Bewegungsmangel und weiterer Gewichtszunahme manövrieren. Denken Sie daran: In der Arthrosetherapie geht nichts ohne Eigeninitiative. Es beginnt schon damit, sich selbst so viel Bewegung wie möglich zu verschaffen. Neben täglicher Gymnastik zählt dazu auch, z. B. regelmäßig Rad zu fahren oder häufiger Schwimmen zu gehen. Vielleicht müssen Sie dafür ein paar Lebensgewohnheiten umstellen, mal das Auto stehen lassen und Besorgungen mit dem Fahrrad oder zu Fuß erledigen. Aber wer Beschwerden hat, wird dies sicherlich für das Ziel der Schmerzlinderung gerne in Kauf nehmen. Planen Sie für die Krankengymnastik feste Zeiten in Ihren Tagesablauf ein, damit Sie im Idealfall mehrmals täglich üben können, z. B. gleich morgens nach dem Aufstehen, in einer selbstverordneten Mittagspause und nochmals abends vor dem Zubettgehen.

Operationsmöglichkeiten

Schreitet die Arthrose trotz der konservativen Behandlung fort, kann eine Operation nötig werden. Bei den operativen Verfahren

Spezielle Formen des Gelenkverschleißes

INFO

Operationen am Hüftgelenk:

– Umstellungs-
   osteotomie

– Gelenkersatz

spielen an der Hüfte insbesondere die Umstellungsoperation und der Gelenkersatz eine Rolle. Arthroskopische Verfahren sind zwar inzwischen möglich geworden (auch beim Gelenkersatz), gehören aber bei Hüftarthrose noch nicht zur Routine. Das Hüftgelenk liegt »tief« im Körper, umgeben von kräftigen Muskelschichten, und ist wegen seiner »kugeligen« Form schwerer mit dem Arthroskop einzusehen als das Knie.

Die **Umstellungsoperation** (vgl. Seite 109) zielt vor allem auf noch junge Menschen mit Hüftdysplasie, denen sonst eine frühe Hüftarthrose droht. Durch Entnahme eines Knochenkeils am Oberschenkelhals wird die Lage des Hüftkopfs in der Pfanne korrigiert, nicht belastete Gelenkbereiche werden in den Bewegungsablauf mit einbezogen, überbeanspruchte Zonen entlastet. Der Knorpel kann sich erholen, günstigstenfalls bildet sich eine beginnende Arthrose zurück, zumindest aber kann ihr Fortschreiten um Jahre hinausgezögert werden.

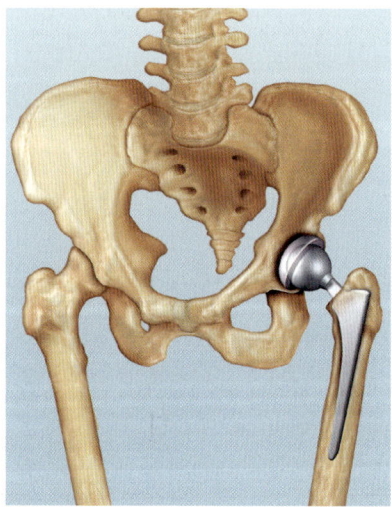

In fortgeschrittenem Stadium, bei starken Schmerzen kann das Bein meist nicht mehr richtig bewegt werden und Leistungsfähigkeit und Lebensqualität sind stark reduziert. Dann wird der Arzt Ihnen zum **Hüftgelenkersatz** (s. Bild links) raten. Wie der Eingriff vor sich geht, haben Sie ab Seite 116 bereits erfahren. Die Hüftendoprothesenoperation wird in Deutschland mehr als

150 000-mal im Jahr durchgeführt. Sie hat sich mittlerweile zu einem relativ komplikationsarmen Standardeingriff entwickelt. Die möglichen Risiken unterscheiden sich im Wesentlichen also nicht von den allgemeinen Risiken einer Operation (s. ab Seite 126). Über zwei **spezielle Komplikationen**, die **nach** dem Hüftgelenkersatz auftreten können, sollten Sie jedoch informiert sein. Wir wollen sie deshalb hier noch zur Sprache bringen – die so genannte *Luxation*, also die Ausrenkung des künstlichen Gelenks, und die *Prothesenverknöcherung*.

Besondere Risiken beim Hüftgelenkersatz

Ausrenkung des Kunstgelenks

Das körpereigene Hüftgelenk wird durch seine kräftige Kapsel, zahlreiche Bänder und verschiedene Muskeln fest zusammengehalten. Es ist damit äußerst stabil. Das künstliche Gelenk hingegen kann – aufgrund bestimmter unumgänglicher operationstechnischer Vorgehensweisen – diese ursprüngliche Stabilität nicht mehr ganz erreichen. So müssen die Gelenkkapsel teilweise entfernt und bestimmte Muskelpartien vom Knochen abgelöst und später wieder angeheftet werden.

Solange sich noch keine neue bindegewebige »Ersatzkapsel« um das künstliche Gelenk gebildet hat und die Muskeln nicht wieder fest über ihre Sehnen mit dem Knochen verwachsen sind, besteht bei bestimmten Bewegungen wie dem Übereinanderschlagen der Beine die Gefahr, dass der Prothesenkopf aus der Pfanne herausspringt. Das ausgekugelte Gelenk muss dann vom Arzt in einer kurzen Narkose wieder eingerenkt werden.

Welche Bewegungen jeweils eine Ausrenkung (Luxation) auslösen können, hängt zum einen davon ab, welchen »Zugang« zum Ge-

ACHTUNG

Das neue künstliche Hüftgelenk ist nicht mehr ganz so stabil wie zuvor das »eigene« Gelenk.

ACHTUNG

Der Physiotherapeut wird Ihnen genau zeigen, **welche Bewegungen** vor allem in den ersten Wochen nach der Operation eine Luxation auslösen können, und die Sie daher vermeiden sollten. **Nicht gestattet sind** vor allem:

– Verschränken, Überkreuzen und Übereinanderschlagen der Beine

– Nach-außen- oder Nach-innen-Drehen

– Anbeugen über 90 Grad (»zu tiefes Sitzen«)

– Bücken und In-die-Hocke-Gehen

Heterotope Ossifikation bedeutet Knochenbildung außerhalb des Knochens.

lenk der Arzt bei dem Eingriff gewählt hat, das heißt, welche Muskeln abgelöst wurden. Zum anderen kommt es darauf an, wie stark die Hüftmuskulatur insgesamt ist. Meist wurde sie zuvor durch den langen Krankheitsverlauf und häufige Schonphasen geschwächt und muss nun durch entsprechende Gymnastik wieder aufgebaut werden. Erfahrungsgemäß dauert dieser Prozess etwa sechs bis zwölf Wochen.

Vor allem die Muskelpartien, die das Abspreizen des Beins ermöglichen, müssen auftrainiert werden (s. Übung 4 in den hinteren Umschlaginnenseiten). Bis dahin sollten Sie zur Entlastung zwei Unterarmgehstützen tragen. Bei zementfrei eingesetzten Prothesen (s. ab Seite 117) dauert es meist noch etwas länger als bei zementierten, bis die nötige Belastbarkeit erreicht ist. Späteres oder wiederholtes Auskugeln liegt meist an unvorsichtiger, extremer Anbeugung der Hüfte, übermäßigen Drehbewegungen oder unachtsamem Übereinanderschlagen der Beine.

Prothesenverknöcherung

Die andere mögliche Komplikation nach dem Hüftgelenkersatz ist die »Verknöcherung« der Prothese (Fachbegriff *heterotope Ossifikation*). Es handelt sich um eine wahrscheinlich angeborene Reaktion des Muskelbindegewebes auf Belastungen, die während der Operation unvermeidlicherweise auftreten: die Ablösung und Wiederanheftung, Dehnung oder Zerrung von Muskeln, leichte Quetschungen oder Einblutungen. Das Muskelgewebe antwortet mit einer Verkalkung, d. h. es bildet sich Knochengewebe an Stellen, an denen es nicht hingehört: inmitten der Muskulatur.

Diese fehlgesteuerte Knochenbildung kann so sehr überhand nehmen, dass das künstliche Gelenk vollkommen »eingemauert« wird und einsteift. Schlimmstenfalls kann es dann gar nicht mehr bewegt werden.

Weil das künstliche Gelenk völlig einsteifen kann, ist die Prothesenverknöcherung eine gefürchtete Komplikation.

Welche Personen dazu neigen und welche nicht, versuchen Ärzte und Wissenschaftler bereits seit einiger Zeit herauszufinden. Man weiß bislang, dass die Wahrscheinlichkeit, eine solche Verkalkung zu entwickeln, in folgenden Situationen besonders groß ist:

→ bei Vorliegen bestimmter Erkrankungen wie Morbus Bechterew (eine entzündliche Wirbelsäulenerkrankung),
→ bei Sehnenansatzverkalkungen (insbesondere im Beckenbereich),
→ bei bereits vor der Operation stark eingeschränkter Hüftgelenksbeweglichkeit,
→ wenn der Patient auf der Gegenseite eine Endoprothese trägt und dort bereits Verkalkungen entwickelt hat.

Die Verknöcherung ist mit Physiotherapie oder Medikamenten nicht zu beseitigen und muss, wenn sie sehr beeinträchtigt, operativ entfernt werden.

Man kann der Verkalkung aber mit Medikamenten oder Röntgenbestrahlung (s. links) vorbeugen.

Es gibt aber vorbeugende Maßnahmen. Einen relativen Schutz bieten nicht-steroidale Antirheumatika (s. ab Seite 99), die unmittelbar nach der Operation etwa drei bis vier Wochen lang eingenommen werden sollten. Bei besonders gefährdeten Patienten (s. oben) reicht dies meist jedoch nicht aus. Hier hat es sich bewährt, den operierten Bereich direkt nach dem Eingriff mit Röntgenstrahlen zu behandeln und so eine Verknöcherung zu unterdrücken.

Was Sie mit einem künstlichen Hüftgelenk beachten sollten

Die Gefahr einer Ausrenkung oder Lockerung der Prothese lässt sich allein schon dadurch deutlich mindern, dass Sie Ihr neues Gelenk sorgsam und schonend behandeln. Wie auch für Knieendoprothesen«besitzer« ist es deshalb wichtig, bestimmte, ungünstige Bewegungen und Körperhaltungen zu vermeiden. Weil solche Bewegungen in aller Regel nicht nur ein Beingelenk allein, sondern das Bein insgesamt belasten, sind die Ratschläge ab Seite 151 ausnahmslos auch für den Hüftgelenkersatz gültig. Einige praktische Empfehlungen gibt es allerdings auch für die Hüfte:

Richtiges Stehen, Sitzen und Liegen

→ Halten Sie die Beine beim Stehen und Sitzen möglichst gerade und parallel zueinander, d.h. vermeiden Sie Überkreuzstellung bzw. Übereinanderschlagen sowie Ein- und Auswärtsdrehungen.

→ Auch im Liegen sollen die Beine möglichst ausgestreckt sein. Die Rückenlage ist günstiger, die Seitenlage kann zu Schmerzen führen oder eine Ausrenkung hervorrufen. Wer nur auf der Seite schlafen kann, legt ein Kissen zwischen die Beine. Allerdings ist es erst **drei Monate** nach der Operation erlaubt, auf der Seite zu schlafen; auch dann ist es besser, zunächst auf der operierten (!) als auf der gesunden Seite zu liegen. Die Bauchlage können Sie dagegen gleich einnehmen. Zum Umdrehen ebenfalls ein Kissen zwischen die Beine legen.

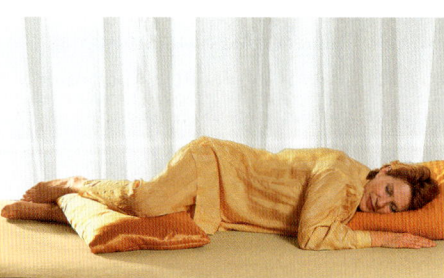

In der Seitenlage sollten die Beine einen kissenbreiten Abstand einhalten.

→ Vermeiden Sie starkes Anbeugen der Hüfte, wie zu tiefes Sitzen. Für diese neue Situation können Ihre gewohnten Sessel und Stühle zu niedrig sein. Hier helfen Sitzkissen und -keile aus festem Schaumstoff. Auch Ihr **Bett** kann nach der Operation zu niedrig sein (Schwierigkeiten beim Ein- und Aussteigen). Lassen Sie in dem Fall vom Schreiner die Bettfüße erhöhen. Achten Sie auch darauf, dass Ihre Matratze stabil und hart ist. Gegebenenfalls sollten Sie sich eine neue zulegen.

→ Das **Bücken** sollten Sie nach Möglichkeit unterlassen, weil die Hüfte dabei stark angewinkelt wird. Lässt es sich dennoch nicht umgehen, halten Sie sich dabei zumindest gut fest, beispielsweise an einem stabilen Stuhl, Tisch oder an der Bettkante. Bleiben Sie auf dem gesunden Bein stehen und strecken Sie das operierte Bein beim Hinabbeugen gerade nach hinten weg.

Noch ein Tipp fürs Zubettgehen

→ Setzen Sie sich zuerst auf die Bettkante und rutschen so weit zurück, dass beide Oberschenkel aufliegen. Dann zuerst das gesunde Bein hochlegen, danach das operierte. Achten Sie darauf, das Bein dabei nicht nach außen zu drehen und nicht zu nahe an das andere Bein heranzuführen. Die Beine sollten einen etwa kissenbreiten Abstand haben.

→ Beim Aufstehen aus dem Bett Reihenfolge umkehren: das operierte Bein zuerst, dann das gesunde Bein auf den Boden stellen. Denken Sie auch daran, noch vor dem Aufrichten die Hausschuhe anzuziehen.

Arthrose des Fußgelenks

Was landläufig als »Fuß«gelenk bezeichnet wird, besteht aus zwei Anteilen: dem oberen und dem unteren Sprunggelenk (s. Abb. 19).

Das **obere Sprunggelenk** ist für das Abrollen zuständig bzw. für die Auf-und-Ab-Bewegung wie zum Gasgeben im Auto. Mit dem **unteren Sprunggelenk** kippen wir den Fuß zur Seite. Weil das obere Sprunggelenk viel stärker beansprucht wird, ist es bei weitem häufiger von Arthrose betroffen als das untere. Außerdem steht es als kleines Gelenk stärker »unter Gewichtsdruck« als das Knie- oder Hüftgelenk.

Trotzdem entwickelt sich am oberen Sprunggelenk viel seltener eine Arthrose als an Knie oder Hüfte. Offensichtlich kann es seine Aufgabe ohne größere Probleme erfüllen – zumindest, solange es

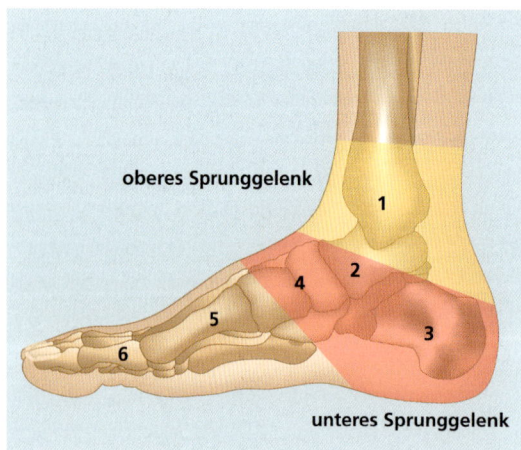

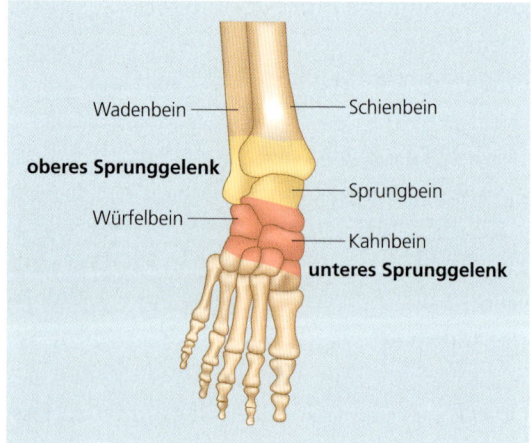

Abb. 19 a   Fußskelett seitlich: Das obere Sprunggelenk wird vom Waden- und Schienbein (1) sowie dem Sprungbein (2) gebildet. Das Sprungbein überträgt dabei die Last des Körpergewichts auf das Fußgewölbe, das vom Fersenbein (3), den Fußwurzel- (4) und den Mittelfußknochen (5) gebildet wird. Zehenknochen (6)

Abb. 19 b   Fußskelett von vorn: Das obere Sprunggelenk wird vom Waden- und Schienbein sowie dem Sprungbein gebildet. Das Sprungbein überträgt dabei die Last des Körpergewichts auf das Fußgewölbe, das vom Fersenbein, den Fußwurzel- und den Mittelfußknochen gebildet wird. Bewegungen im oberen Sprunggelenk dienen mehr dem Gehen oder Laufen. Bewegungen im unteren Sprunggelenk sind für den Ausgleich und die Sicherheit beim Gehen auf unebenem Boden nötig.

unbeschädigt und gesund ist. An Arthrose erkrankt es in aller Regel nur nach vorausgegangenen Verletzungen wie Brüchen, Bänderdehnungen oder auch durch eine angeborene Fehlentwicklung des Gelenks selbst oder der umliegenden Fußwurzelknochen.

Im Hinblick auf Verletzungen haben es einige Sportarten geradezu »in sich«. Plötzliches, kraftvolles Abstoppen und wieder Loslaufen – *stop and go* – führen leicht zum Umknicken, Hängenbleiben, Stolpern oder falschen »Landen«. Das ist z. B. bei Squash, Volley- und Basketball, Fußball und allen Kampfsportarten mit oder ohne Gegnerkontakt der Fall. Durch heftiges Umknicken können die Seitenbänder am oberen Sprunggelenk überdehnt werden oder sogar einreißen und heftige, oftmals lange bestehende Schmerzen bereiten.

Häufen sich solche Unfälle und werden ihre Folgen verschleppt, d. h. nicht oder nicht gleich behandelt oder nur unvollständig ausgeheilt, z. B. weil der Gang zum Arzt hinausgezögert wird oder weil manche glauben, den lästigen Stützverband oder die Schiene schon früher als empfohlen abnehmen zu können, dann ist die frühzeitige Arthrose am Fußgelenk vorprogrammiert.

Um kein Missverständnis aufkommen zu lassen: Nicht der Sport an sich ist das Arthroserisiko, sondern die nicht sachgemäße und wirklich konsequente Behandlung und Ausheilung einer Verletzung. Vor allem Leistungssportler sind hier angesprochen. Die Arthrose am Fußgelenk entwickelt sich langsam, oft erst Jahre nach der Verletzung. Eine nur leichte Knorpelabnutzung und kaum verringerte Beweglichkeit kann sogar zeitlebens völlig unbemerkt bleiben. Spürbare Beschwerden treten erst dann auf, wenn die Erkrankung schon fortgeschritten ist.

INFO

So macht sich eine Arthrose am Sprunggelenk bemerkbar:

– unbestimmte, örtlich schlecht zuzuordnende Schmerzen um den Knöchel, besonders während und nach längerem Gehen oder Stehen

– Spannungsgefühl im Knöchel

– Bewegungseinschränkung vor allem beim Bergauf- und Bergabgehen

– »stapfend« und unharmonisch wirkendes Gangbild

– schmerzhaftes und erschwertes Abrollen des Fußes

Konservative Therapie

Nicht immer lässt sich die Arthrose des oberen Sprunggelenks durch vorbeugende Maßnahmen wie intensive Behandlung von Verletzungen verhindern. Was kann man dann tun? Bei ersten Beschwerden ist es zunächst ganz besonders wichtig, das richtige Schuhwerk auszuwählen.

Achten Sie bei Ihren Schuhen darauf,
→ dass sie stabil sind und **Halt geben** – gut ist ein hoher Schaft, der dem Knöchel seitliche Führung bietet;
→ dass sie weiche, gut **dämpfende Sohlen** besitzen, z. B. aus Krepp, um Stoßbelastungen abzufedern. Ledersohlen federn beispielsweise schlecht. Sie können Ihre Schuhe vom Schuhmacher dahingehend auch »nachrüsten« lassen. Er wird spezielle **Pufferabsätze** aus weichem Gummi anbringen, die den Auftritt der Ferse mildern.

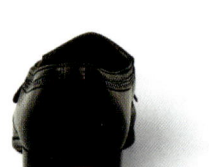

Pufferabsätze (hier rot markiert) kann der Schuhmacher nachträglich an jedem Schuh anbringen.

Wer Probleme mit den Fußgelenken hat, muss nicht auf modische Schuhe verzichten. Die Auswahl ist heute groß und bietet für jeden Geschmack und Bedarf etwas Passendes. Wählen Sie zumindest einen flachen Halbschuh, der von Anfang an gut sitzt, nicht einengt, drückt oder rutscht. Er soll die Bewegungsabläufe beim Gehen regulieren und nicht behindern.

Stärkere Beschwerden, vor allem wenn sie beim Gehen auftreten, lassen sich mit einer orthopädischen **Abrollhilfe** lindern. Dabei wird die Schuhsohle vom Orthopädieschuhmacher nach ärztlicher Anweisung an entsprechender Stelle mit einer gewölbten Sohle verstärkt. Sie schützt das Gelenk vor der Bewegung und stellt es ruhig, sodass es nicht mehr schmerzt. Der Drehpunkt der Bewegung liegt dann nicht mehr im oberen Sprunggelenk selbst, sondern »wandert« beim Abrollen von hinten nach vorne über die Sohle. Schuhe mit Abrollhilfe sind, wie Sie hier sehen können, keine »orthopädischen« Schuhe, die komplett neu und individuell auf Sie zugeschnitten angefertigt werden müssen und daher oftmals modischen Ansprüchen nicht gerecht werden können. Vielmehr handelt es sich um eine spezielle Zurichtung der Schuhe, die Sie bisher auch getragen haben. Die Abrollsohlen werden heute so angebracht, dass sie äußerlich so gut wie gar nicht zu sehen sind. Bedenken, mit einem »klobigen« oder »unförmigen« Schuh herumlaufen zu müssen, sind deshalb völlig unbegründet.

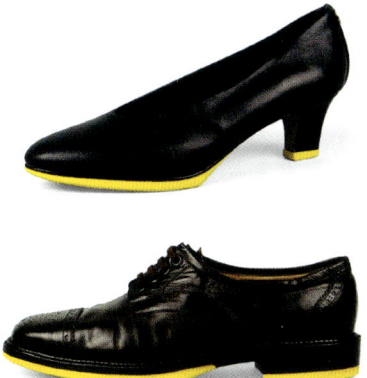

Abb. 20   Orthopädische Schuhzurichtung. Wer eine solche verschrieben bekommt, wünscht sich meist eine möglichst unauffällige Veränderung seiner Schuhe. Wie dünn Abrollsohlen gefertigt werden können, sehen Sie oben (hier zur besseren Kenntlichkeit gelb eingefärbt). Beide Schuhe besitzen zusätzlich eine Absatzangleichung.

Akute Schmerzen wird der Arzt wie bei allen Arthrosen mit Elektrotherapie, Wärme- und Kälteanwendungen behandeln. **Tägliche Fußgymnastik**, wie rechts abgebildet, ist wichtig zur Kräftigung Ihrer Fußmuskeln. Außerdem fördert sie die Durchblutung und erhält die Gelenkbeweglichkeit. Sie können diese Übung auch öfter einmal »zwischendurch« ausführen, z. B. wenn Sie am Schreibtisch sitzen oder vor dem Fernseher.

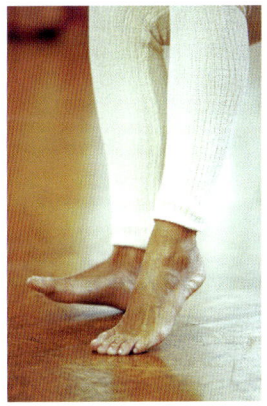

Stemmen Sie abwechselnd Zehenspitzen und Fersen in den Boden. Den Vorfuß dabei immer gut anheben.

Operation

Abhängig vom Ausmaß der Veränderungen und des Schmerzzustandes kann bei fortgeschrittener Arthrose im **oberen Sprungge-**

Spezielle Formen des Gelenkverschleißes

Bei schwerer Fußgelenkarthrose gibt es die Möglichkeit, ein künstliches Gelenk einzusetzen oder das obere Sprunggelenk zu versteifen.

lenk entweder eine operative Versteifung (Arthrodese) oder ein künstlicher Gelenkersatz den Gesamtzustand und die Funktion verbessern. Beides sind schwierige und technisch anspruchsvolle Eingriffe, die nur von einem speziell auf diesem Gebiet erfahrenen Operateur ausgewählt, genau geplant und schließlich vorgenommen werden sollten.

Bei einer ausgeprägten, nicht ausgleichbaren Arthrose, insbesondere mit Instabilitäten in den verschiedenen Bereichen des **unteren Sprunggelenks**, lässt sich die Situation nur durch eine Arthrodese der beteiligten Gelenkanteile verbessern.

Viele Patienten schrecken vor diesem Eingriff zurück, weil sie meinen, mit einem versteiften Gelenk überhaupt nicht mehr laufen zu können. Die ohnehin kaum noch vorhandene Restbeweglichkeit des Gelenks vermindert sich jedoch nicht wesentlich weiter. Dafür bringt der Eingriff aber ziemlich sicher die Schmerzfreiheit zurück. Der Gelenkknorpel wird dabei entfernt, der Fuß in etwa in einen rechten Winkel zum Bein gebracht und eines oder beide Sprunggelenke mit speziellen Schrauben, Platten oder äußeren Spannern in der gewünschten Stellung fixiert. Im Laufe der Zeit verwachsen die Knochen von Fuß (Sprungbein) und Unterschenkel (Schienbein) miteinander – dann ist der »knöcherne Durchbau« und damit die volle Stabilität des Gelenks erreicht.

Nach einer operativen Versteifung werden die Schuhe vom Orthopädieschuhmacher mit einer Zurichtung (s. Abb. 20) versehen, welche die Abrollwegung über die Sohle ermöglicht und die fehlende Gelenkbeweglichkeit ersetzt. Das zuvor stapfend und holprig wirkende Gangbild normalisiert sich mit Hilfe der Abrollsohle wieder.

Arthrose des Großzehengrundgelenks

Das Großzehengrundgelenk ist wie auch das Fußgelenk vergleichsweise stark belastet. Beim Gehen treten wir zuerst auf die ganze Ferse auf. Das Abrollen geschieht jedoch nicht gleichmäßig über die gesamte Fußsohle, sondern hauptsächlich über den ersten Mittelfußknochen und den großen Zeh. Bei dieser Bewegung wird die Großzehe mit jedem Schritt unter der Last des Körpergewichts im Gelenk überstreckt.

Prinzipiell ist das Großzehengrundgelenk mit seinen kräftigen Sehnen und Muskeln für diese Beanspruchung gut ausgerüstet. Eine Arthrose entsteht meist erst, wenn es durch eine Erkrankung geschwächt wird, beispielsweise durch Gicht (s. Seite 203), oder auch wenn eine Fehlstellung der Großzehe vorliegt – in der Regel handelt es sich um den so genannten *Hallux valgus*, d. h. eine Ballen- oder X-Großzehe (von lat. *hallux* = Großzehe und *valgus* = nach außen gekrümmt).

Werden Gicht oder Fehlstellung nicht behandelt, kann die Arthrose rasch und schmerzhaft voranschreiten. Typischerweise entwickelt sie sich zuerst in dem stark belasteten, oberen Teil des Gelenks, also auf der Fußrückseite. Schmerzen bereitet deshalb auch besonders das Abstoßen vom Boden. Bei Rötung und Schwellung der unmittelbaren Gelenkumgebung ist absehbar, dass sich die Beweglichkeit der Zehe bald bis hin zur völligen schmerzhaften Einsteifung vermindern wird. Dieses Stadium der Erkrankung nennt der Arzt *Hallux rigidus* (*rigidus* = steif). Ähnlich wie am Sprunggelenk kann dann eine spezielle **Abrollsohle** das Gehen erleichtern, die hierfür direkt unter dem Gelenk, also unter dem Fußballen angebracht wird (Ballenrolle).

INFO

Typische Symptome der Arthrose am Großzehengrundgelenk:

– messerstichartige Schmerzen im großen Zeh beim Abstoßen vom Boden

– verminderte Gelenkbeweglichkeit – der Großzeh kann nicht mehr so weit hochgezogen werden

– Rötung und Schwellung

Die vier häufigsten Operationsverfahren

Hilft auch die Ballenrolle nicht, kann eine Operation nötig werden. Es gibt verschiedene Methoden, abhängig von Ursache und Stadium der Arthrose sowie vom Alter des Patienten. Wir wollen Ihnen an dieser Stelle die häufigeren Verfahren kurz vorstellen:

1. die Cheilektomie,
2. die Arthrodese,
3. die Operation nach Keller-Brandes und
4. die Umstellungsoperation.

Die Cheilektomie beseitigt Schmerzen, verbessert die Beweglichkeit des Großzehs und kann das Fortschreiten der Arthrose oft um Jahre hinauszögern.

Cheilektomie: Sie ist die einfachste Operation und bietet sich an, wenn der Patient noch jung und die Arthrose nicht allzu weit entwickelt, aber dennoch schmerzhaft ist. Das Gelenk wird eröffnet, um größere, bewegungsbehindernde Knochenwülste am Gelenkrand (das griechische *cheil* bedeutet »Rand«) abzutragen. Das Gelenk selbst bleibt dabei erhalten.

Gleichzeitig entfernt der Arzt – ähnlich wie bei einer Umstellungsoperation – einen kleinen Knochenkeil aus dem oberen, gelenknahen Bereich des Zehengrundgliedes, und zwar so, dass der Zeh in eine leicht aufwärts gerichtete Stellung kommt. Der Vorfuß wird für die Abrollbewegung damit »vorgeformt« und das Gehen ganz wesentlich erleichtert.

Ist die Arthrose jedoch so weit entwickelt, dass das Gelenk kaum noch funktionstüchtig ist und nur noch kleinste und sehr schmerzhafte Bewegungen ausführbar sind, dann kommt die »operative Ausschaltung« des Gelenks in Betracht.

Arthrodese: Die Versteifung des Großzehengrundgelenks ist eine Möglichkeit, das Gelenk stillzulegen. Sie ist allerdings ein recht aufwändiges Verfahren, das vom Patienten in aller Regel in der

Heilungsphase viel Mitarbeit und auch körperliche Geschicklichkeit erfordert. Denn das Gelenk darf in dieser Zeit keinesfalls bewegt noch belastet werden. Die Gelenkversteifung empfiehlt sich deshalb nur bei körperlich aktiven Menschen.

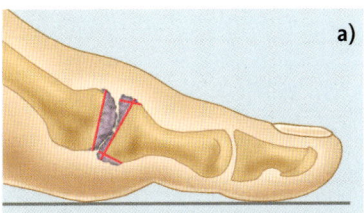

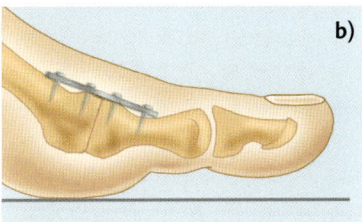

Bei dem Eingriff muss zuerst der noch vorhandene Gelenkknorpel restlos abgetragen werden. Danach können die »entknorpelten« Gelenkflächen so bearbeitet und mit Sägeschnitten einander angepasst

Abb. 21 Arthrodese: Das Großzehengrundgelenk wird dauerhaft versteift.

werden, dass sie exakt und »nahtlos« aneinanderliegen. Der Zeh wird zum besseren Abrollen in eine leicht angehobene Stellung gebracht und mit Schrauben, Plättchen oder Klammern in dieser »Arthrodesenstellung« fixiert. Die Knochenenden können wieder fest miteinander verwachsen – in der Regel dauert dies etwa sechs bis zehn Wochen.

Während der Heilungsphase darf das Gelenk weder mit dem vollen Körpergewicht belastet noch der Fuß in gewohnter Weise über den großen Zeh abgerollt werden. Das Auftreten ist zunächst also entweder gar nicht oder höchstens mit der Ferse möglich. Der Patient muss sich mit Gehstützen behelfen. Am besten lässt er den Fuß dabei »in der Luft hängen«.

Wenn die Hautwunde verheilt ist, wird der Arzt eine zwei bis drei Millimeter dicke, starre Stahleinlage für den Schuh verordnen, die das Fußabrollen verhindert. Damit und nur damit ist die normale Belastung auch wieder erlaubt. Wenn die Knochen zusammengewachsen sind – dies zeigt das Röntgenbild –, kann die Stahleinlage entfernt werden, und meist ist es dann auch wieder möglich, gewöhnliche Konfektionsschuhe zu tragen. Manchmal muss jedoch eine Abrollsohle am Schuh angebracht werden (s. dazu Abb. 20 auf Seite 169).

Operation nach Keller-Brandes (der Name stammt von den beiden Ärzten, die diese Operationsmethode entwickelt haben): Bei diesem seit vielen Jahren angewandten und erprobten Verfahren wird ein Teil des Großzehenknochens am Grundglied, d. h. direkt am Gelenk entfernt. Der entstehende Hohlraum füllt sich von selbst mit Bindegewebe und es entsteht ein so genanntes Pseudogelenk, also ein Scheingelenk, mit dem sich der Zeh wieder schmerzfrei bewegen lässt.

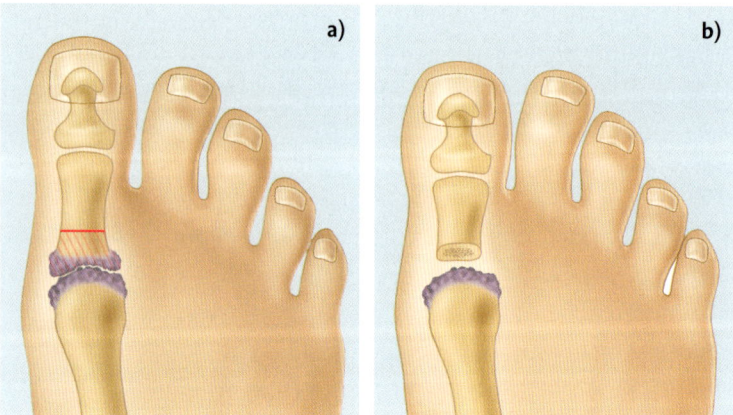

Abb. 22   Operation nach Keller Brandes: Das Großzehengrundgelenk wird bei dieser Operation entfernt. Es entsteht ein »Pseudogelenk«, das schmerzfreies Bewegen erlaubt. Weil ein Teil vom Knochen fehlt, kann der Großzeh nach der Operation etwas kürzer sein als zuvor.

Um den Heilungsprozess nicht zu stören, darf der Zeh in dieser Zeit nicht bewegt werden. Der Arzt muss das Pseudogelenk deshalb fixieren. Üblicherweise werden die Zehenglieder mit dem Mittelfußknochen über einen feinen Draht *(Kirschnerdraht)* verbunden. Nach drei Wochen wird er dann – ähnlich wie beim »Fädenziehen« – einfach herausgezogen und entfernt. Dann kann der Fuß wieder normal belastet werden.

Häufig ist eine Fehlstellung der Großzehe – der Hallux valgus (s. Abb. 23, Seite 176) – Grund für den vorzeitigen Verschleiß des Großzehengrundgelenks. Die Abwinkelung des Zehs im Grundgelenk kann manchmal so extrem sein, dass der zweite Zeh gar keinen Platz findet, verdrängt wird und sich über oder unter den Großzeh schiebt. Zusätzlich entsteht durch das abgewichene Mittelfußköpfchen ein charakteristischer, seitlich am Fuß hervortretender »Ballen«, der den Vorfuß derart verbreitert, dass die meisten Schuhe zu eng werden. Am Ballen und oben auf den Zehen können Druckstellen entstehen, die sich mit der Zeit zu Hornschwielen und schließlich zu äußerst schmerzhaften Hühneraugen, also tief in die Haut dringenden Verhornungen, ausweiten.

Die Ballen- oder X-Großzehe (Hallux valgus) ist eine häufige Ursache der Arthrose am Großzehengrundgelenk.

Spätestens dann, wenn nur noch offene Sandalen oder leichte, sehr weiche Schuhe getragen werden können und zusätzlich die Beschwerden einer Arthrose vorhanden sind, sollte der Zeh operativ begradigt werden. Der hervorstehende seitliche Ballen wird dabei gleich mit entfernt.

Bevor der Arzt eine Ballenzehe operiert, wird er zuerst versuchen, mit gut sitzenden, weiten Schuhen und einer orthopädischen Einlage Besserung zu erzielen.

Das kann mit Hilfe einer **Umstellungsoperation** erreicht werden, bei der der Arzt einen Knochenkeil unterhalb des Mittelfußköpfchens entnimmt. Das Gelenk bleibt dabei erhalten (Abb. 23). Kann die Umstellungsoperation nicht durchgeführt werden, etwa weil die Fehlstellung zu ausgeprägt ist, dann besteht auch hier die

Möglichkeit, das Gelenk zu entfernen (Operation nach Keller-Brandes, zuvor beschrieben) und den Zeh durch die Bildung eines Pseudogelenks zu begradigen.

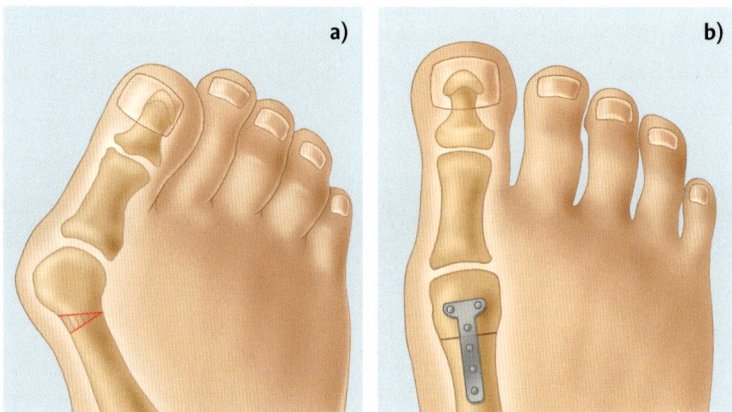

Abb. 23   Umstellungsoperation bei X-Großzehe (Hallux valgus): Mit Entnahme eines keilförmigen Stückes aus dem ersten Mittelfußknochen wird die Zehe begradigt. Die Schnittstelle wird mit einem Metallplättchen und Schrauben fixiert und kann verheilen.

INFO

Es mehren sich Hinweise, dass eine Ballenzehe bereits in der Kindheit »angelegt« wird: Etwa zwei Drittel der Kinder tragen zu kleine Schuhe! Dadurch wird die Großzehe zur Seite gedrängt, es entwicklet sich langsam der Hallux valgus und in der Folge ein Spreizfuß.

Tragen Sie weite und bequeme Schuhe!

Oft ist das viele Tragen von zu engen, zu spitzen oder auch sehr hohen Schuhen schuld an der Zehenfehlstellung – deshalb sind Frauen häufiger betroffen als Männer. Auch in Verbindung mit einem Spreizfuß (eingesunkenes Fußquergewölbe) kommt eine Ballenzehe häufig vor. Der Spreizfuß wiederum wird ebenfalls durch einengendes, schlecht sitzendes oder unelastisches Schuhwerk gefördert, in dem die Zehen keinen Spielraum haben und eingeengt werden. Sind die Fußmuskeln und Gelenkbänder dazu noch von Natur aus schlecht oder schwach ausgebildet, entwickelt sich der Spreizfuß noch rascher.

Dass die Fußgesundheit in großem Maß vom Schuhwerk beeinflusst wird, wissen wir. Am besten wäre es, gar keine Schuhe zu tragen und immer barfuß zu laufen – das kräftigt die Fußmuskeln und die Zehen haben den Platz, den sie brauchen.

Weil das natürlich nicht geht, sollte man den bestmöglichen Kompromiss eingehen und eben auf enge, spitze und hohe Schuhe verzichten. Besser sind weite, bequeme Schuhe mit weichem Oberleder, die viel Platz und Bewegungsspielraum für die Zehen bieten. Dann ist auch eine gute Zehendurchblutung und die Nährstoffversorgung der Gelenke gewährleistet.

Fingerpolyarthrose

Die Arthrose der Fingergelenke nimmt eine gewisse Sonderstellung ein, weil sie sich in einigen Punkten ganz wesentlich von den bisher besprochenen Arthroseformen unterscheidet. Im Gegensatz zu anderen Arthrosen erkranken fast immer mehrere (= *poly*) Gelenke gleichzeitig, und zwar an beiden Händen, also symmetrisch – daher der Name Fingerpolyarthrose.

Knötchen: oft verwechselt mit Rheuma oder Gicht

An den End- und auch Mittelgelenken der Finger bilden sich knötchenartige Verdickungen, die sehr hart werden können und leider meistens auch auffallen. Wegen dieses Erscheinungsbildes wird die Polyarthrose häufig mit zwei anderen Erkrankungen verwechselt (s. Abb. 24): der rheumatoiden Arthritis, also dem Gelenkrheuma (s. Seite 196), das immer symmetrisch mehrere Gelenke befällt, und auch mit der Gicht (s. Seite 199), bei der sich die charakteristischen Gichtknoten bilden können.

INFO

Steckbrief Fingerpolyarthrose:

– Mehrere Fingergelenke erkranken gemeinsam.

– Frauen sind weitaus häufiger betroffen als Männer.

– Erbliche Vorbelastung spielt eine große Rolle.

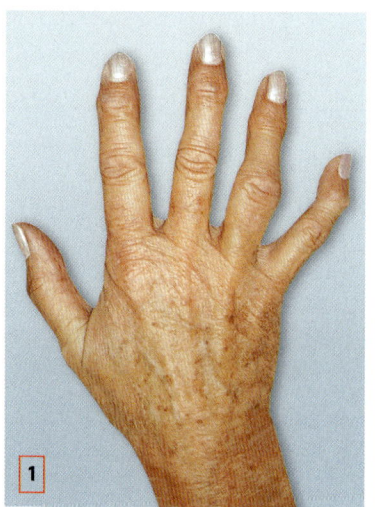

1

Fingerpolyarthrose mit Verdickungen der Fingermittel- und -endgelenke.

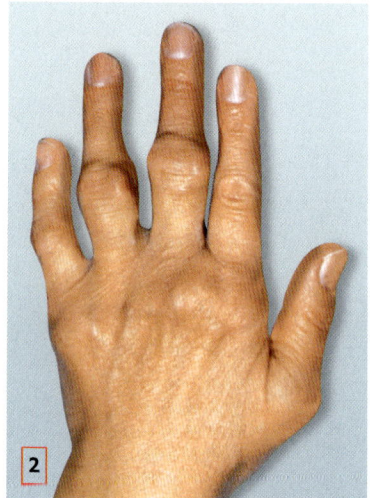

2

Rheumatische Schwellung der Fingermittel- und -grundgelenke.

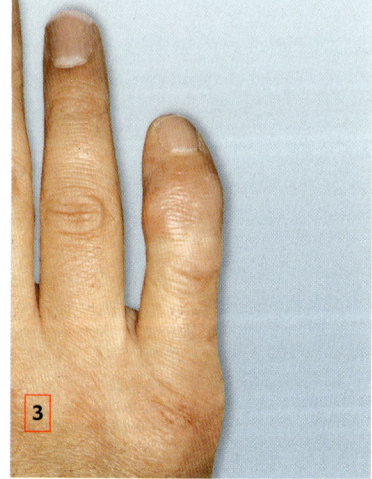

3

Abb. 24   Zu ähnlich! Die Fingerpolyarthrose (1) wird leicht mit rheumatoider Arthritis (2) oder Gicht (3) verwechselt.

Gichtknoten treten meist nur vereinzelt auf wie hier am kleinen Finger.

Daneben tritt die Polyarthrose fast überwiegend bei Frauen im mittleren Lebensalter auf, unabhängig von einer Vorerkrankung, einer Verletzung oder jeglichen anderen Arthroserisiken. Eine weitere Besonderheit ist die offensichtliche familiäre Häufung der Erkrankung, d. h. nicht selten sind Großmutter, Tochter und Enkelin innerhalb einer Familie betroffen, wenn sie älter werden. Das bedeutet jedoch nicht, dass die Tochter zwangsläufig eine Fingerpolyarthrose entwickelt, wenn bereits ihre Mutter darunter litt. Es wird ja lediglich die Bereitschaft zu erkranken weitervererbt. Auch können mehrere Generationen dabei übersprungen werden.

Die arthrotischen Verdickungen können sich auch ausschließlich an den Fingerendgelenken bilden – man spricht dann von *Heberdenknoten* oder von Heberden-Arthrose. Das ist wohl die häufigste Arthroseform an der Hand. Eine *Bouchard-Arthrose* liegt vor, wenn die Knoten nur an den Fingermittelgelenken auftreten. Beide Formen wurden nach den Ärzten benannt, die diese Erkrankungen erstmals beschrieben haben – dem Engländer *William Heberden* (1710–1801) und dem Franzosen *Charles Bouchard* (1837–1915).

Heberdenknoten sind arthrotisch bedingte Verdickungen der Fingerendgelenke.

Beschwerden und Funktionsstörungen sind selten

Die Fingerpolyarthrose entwickelt sich bei manchen Menschen zunächst unbemerkt, schmerzt kaum oder nur dann, wenn ein Wetterwechsel bevorsteht. Viele Frauen spüren dies dann schon ein paar Tage vorher »im kleinen Finger«. Auch die üblichen Symptome einer Arthrose wie Bewegungsschmerz nach längerer Ruhe kommen vor, sind aber eher selten. Zu Fehlstellungen der Gelenke oder Versteifung kommt es kaum. In der Regel bleibt die Funktion der Hände bis ins hohe Alter unbeeinträchtigt, und die Erkrankung schreitet sehr langsam voran. Stärkere Schmerzen können

Die arthrotischen Knötchen können zwar operativ entfernt werden, der Eingriff ist jedoch gut zu überlegen, weil die Knoten wiederkommen können.

in der Entstehungsphase der Knötchen auftreten. Manchmal verdicken auch die Finger insgesamt. Später stören die Knoten meist nur noch durch ihr Aussehen und werden damit zu einem kosmetischen Problem.

Weil man die direkte Ursache der Fingerpolyarthrose nicht kennt, kann eine Behandlung immer nur die Symptome angehen: Regelmäßige, möglichst tägliche Bewegungsübungen lindern Beschwerden und erhalten die Beweglichkeit der Finger. Angenehm und schmerzlindernd ist es, die Finger in warmem Wasser zu bewegen. Durchblutungsförderndernde Badezusätze verstärken die Wirkung. Einen ganz wohltuenden Massageeffekt erzielen warme Linsen- bzw. Kieselbäder, die Sie nach Anleitung auch selbst zu Hause durchfülиren können (s. Abb. Seite 182). Gut geeignet ist zudem die gymnastische Übung wie in Abbildung 25 zu sehen. Bei stärkeren Beschwerden sollten Sie ausprobieren, ob Ihnen kalte oder eher warme Auflagen gut tun. Bei manchen Betroffenen sind die Hände beispielsweise besonders kälteempfindlich.

Sind die Knötchen extrem dick geworden und zugleich sehr schmerzhaft – was aber nur selten der Fall ist – oder sind die Gelenke instabil und einfache Tätigkeiten im Haushalt nicht mehr durchführbar, dann können die betroffenen Gelenke operativ versteift werden. Dies geschieht dann in der »Funktionsstellung«, d. h. leicht gebeugt. Faustschluss, festes Zupacken, das Ergreifen und Halten von Gläsern, Besteck oder Schreibstiften ist so weiterhin möglich.

Künstliche Fingergelenke kommen bei Arthrose kaum in Betracht.

Nur bedingt einsetzbar sind künstliche Fingergelenke. Einzelne Mittelgelenke können aus Silikongummi nachgebildet und eingepflanzt werden – ein Verfahren, das aber nur selten und bei extremen Gelenkveränderungen angewandt wird.

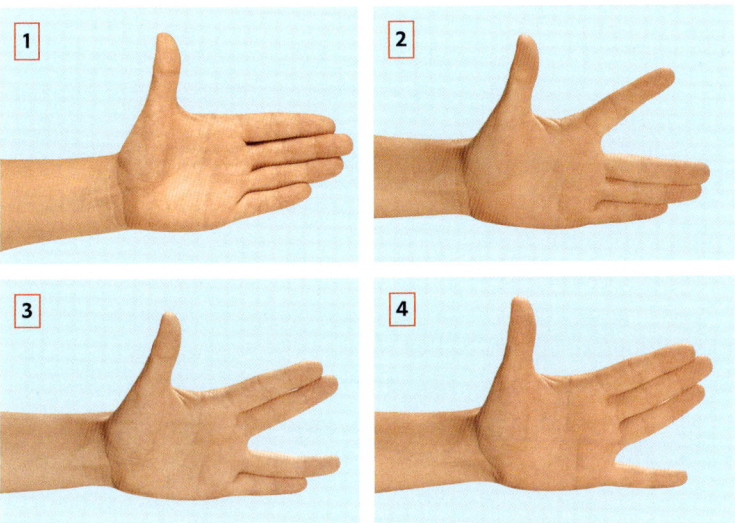

Abb. 25   Beweglich bleiben: Übungen bei Fingerpolyarthrose sollen vor allem die Muskeln trainieren, die das **Fingerspreizen** ermöglichen.
Eine gute Übung ist das »Aufblättern«: Stellen Sie die Handkante auf einem Tisch auf. Heben Sie nun jeden Finger nacheinander einzeln nach oben, zuerst den Zeigefinger, dann alle anderen. Danach genauso zurück zur Ausgangs-stellung. Wiederholen Sie die Übung 5- bis 10-mal.

Arthrose des Daumenwurzelgelenks

Eine andere Arthroseform der Finger ist die *Rhizarthrose*, also der Verschleiß des sattelförmigen Daumenwurzelgelenks (*rhiz-* = Wurzel). Der Daumen ist der beweglichste und wichtigste Finger der Hand. Ohne ihn wäre kein Zugreifen und Halten, keine feine handwerkliche Tätigkeit möglich.

Die Rhizarthrose ist zwar nicht selten, schwere Formen kommen aber kaum vor. Beschwerden sind »brennende« Schmerzen in der Tiefe des Daumenballens und Schwellung sowie Kraft- und Beweg-

Typisches Symptom: »Brennen« im Daumenballen und Schwellung.

lichkeitseinschränkung. Dann wird es schwierig, den Daumen zum kleinen Finger heranzuführen oder die Hand weit zu öffnen, etwa um einen großen Gegenstand zu ergreifen. Die Bewegung ist ab einem bestimmten Punkt wie »blockiert«, kraftvolles Zupacken gelingt kaum noch. Die Funktionsfähigkeit der Hand wird hierbei weit mehr beeinträchtigt als durch die Fingerpolyarthrose. Charakteristisch ist auch ein z-förmig abgebogener Daumen.

Wie bei Fingerpolyarthrose sind Bewegungsübungen in warmem Wasser, Kiesel-, Linsen- oder auch Sandbädern günstig, um die Beweglichkeit des Daumens zu erhalten. Gegen die Schmerzen verschreibt der Arzt schmerzlindernde Salben bzw. Tabletten (ein NSAR oder Coxib), oder er spritzt etwas Kortison in das Gelenk.

Sollten all diese Maßnahmen auf Dauer nicht greifen, dann bietet es sich an, einen Teil des Gelenks operativ zu entfernen. Der Arzt entnimmt dabei das große Vieleckbein – ein Knöchelchen der Handwurzel, das dem Daumen als Gelenkpartner dient. Die entstehende Lücke kann entweder so belassen werden – sie füllt sich dann nach einiger Zeit von selbst mit Bindegewebe –, oder sie wird mit körpereigenem Gewebe, z. B. aus Sehnen der unmittelbaren Nachbarschaft, geschlossen.

Es besteht auch die Möglichkeit, einen künstlichen Platzhalter aus Silikon einzusetzen. Wichtig ist, dass nach der Operation die Gegenspielerfunktion des Daumens durch intensives und konsequentes Bewegungstraining wiederhergestellt wird. Sie sollten also speziell das Abspreizen und Hinwenden zu den anderen Fingern üben wie in Abbildung 26 auf der nächsten Seite gezeigt. Die Nachbehandlung ist allerdings recht langwierig und erfordert Geduld. Es können etliche Monate vergehen, bis die Beweglichkeit des Daumens weitgehend wiederhergestellt ist.

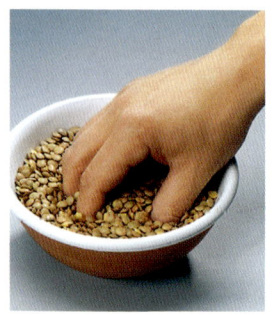

Bewegung im warmen Linsenbad: bessere Durchblutung der Finger und Massageeffekt.

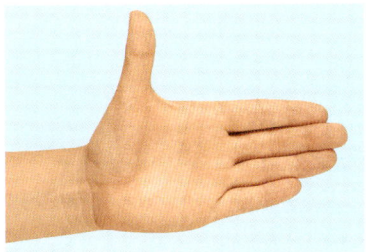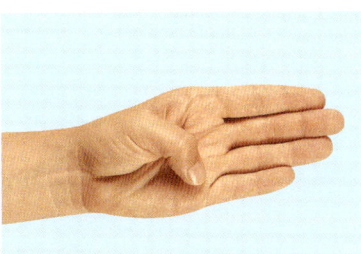

Abb. 26   Das Daumenwurzelgelenk beweglich halten: Legen Sie die Handkante auf den Tisch. Führen Sie nun den Daumen möglichst weit zur Handinnenfläche. Versuchen Sie den Kleinfingergrund zu erreichen. Dann den Daumen wieder abspreizen. Das Ganze etwa 10-mal wiederholen. Die Hand bleibt während der Übung gestreckt.

Seltene Arthrosen

Schulter-, Ellbogen- und Handgelenk, die nicht das Körpergewicht tragen müssen, sind weitaus seltener von Arthrose betroffen als die Beingelenke.

Schultergelenk

Unter chronischen, lange Zeit bestehenden, oft starken Schmerzen in der Schulter leiden heute sehr viele Menschen. Auch wenn der Arzt dabei von Verschleiß und Abnutzung spricht, handelt es sich in aller Regel nicht um die Arthrose des Schultergelenks, also um den Gelenkflächenverschleiß von Schulterpfanne und Oberarmkopf (s. Abb. 27, Seite 185). Die echte *Omarthrose* (der griechische Wortteil om(o)- bedeutet *Schulter*) ist sehr selten.

Schulterschmerzen rühren oft von gereizten Sehnen und Muskeln her
Viel wahrscheinlicher ist dagegen, dass den Beschwerden eine Erkrankung der gelenkumgebenden Muskeln und Sehnen zugrunde

liegt, dass es also um »Weichteilverschleiß« geht. Schmerzen, besonders beim seitlichen Abspreizen des Arms und Über-Kopf-Bewegungen, sowie die deutlich eingeschränkte Beweglichkeit sind dann eine Folge von Reizungen und Entzündungen der Sehnen und Schleimbeutel. Schmerzhafte Verspannungen der Muskulatur tun ihr übriges. Der Arzt fasst all diese Erscheinungen und ihre Symptome unter dem Sammelbegriff *Periarthropathie* oder kurz *PHS* zusammen (die Abkürzung steht für den Fachausdruck »Periarthropathia *h*umeroscapularis«).

Die besondere Anatomie – großer Oberarmkopf, kleine flache Pfanne – sowie ein komplexer Muskel- und Sehnenapparat machen die Schulter zum beweglichsten Gelenk.

Warum das Schultergelenk selbst weit weniger oft erkrankt als sein Muskel- und Sehnenmantel, hängt damit zusammen, dass es sich um ein rein muskelgeführtes Gelenk handelt. Das heißt, die Gelenkkörper haben zwar ähnlich wie am Knie keine gute Passform und eine knöcherne Führung fehlt; dafür erreicht das Gelenk durch diesen Bau aber eine enorm gute Beweglichkeit in alle Richtungen. Kräftige Muskeln und ihre Sehnen halten es zusammen und gewährleisten fein aufeinander abgestimmte Bewegungen.

Eine Vielzahl größerer und kleinerer Muskeln setzen hierfür an dem Kugelgelenk direkt an oder ziehen darüber hinweg und sind an Arm- oder Schulterblattknochen befestigt. Darüber hinaus müssen diese Muskeln und Sehnen auch alle Belastungen aushalten, die durch Heben und Tragen schwerer Lasten entstehen. Einige Sehnen bilden eine Art Kappe um das Gelenk und umschließen es wie eine schützende Manschette. Diese so genannte *Rotatorenmanschette* ist als Aufhängung des Arms, als sein Dreh- und Angelpunkt, besonders stark beansprucht und häufig von Reizungen und Abnutzungserscheinungen betroffen. Manche der Sehnen müssen bei jeder Bewegung, vor allem beim Armheben unter dem Schulterdach – dem knöchernen Vorsprung des Schulterblattes – hindurchschlüpfen (s. Abb. 27).

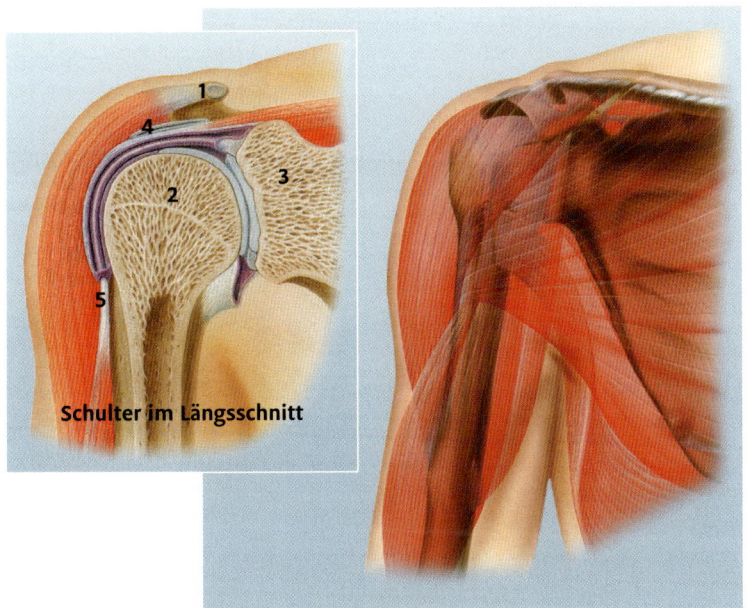

Abb. 27   Wunderwerk Schultergelenk. Ein ganzes »Bündel« von Sehnen und Muskeln hält es zusammen. Belastet ist vor allem die Rotatorenmanschette. Ihre Muskeln umgreifen den Kopf des Oberarms und bewegen ihn. Die Sehnen dieser Muskeln laufen unter dem Schulterdach (1) entlang. Reizungen und Entzündungen dieser Sehnen (Sie sehen z. B. die in die violett dargestellte Sehnenscheide eintauchende Bizepssehne (5)) sind hier daher häufiger als eine Gelenkarthrose. Weitere Details: Oberarmkopf (2), Gelenkpfanne (3), Schleimbeutel (4).

Dieser Gleitweg ist nicht immer vollkommen glatt. Kleine Unebenheiten und Vorsprünge am Knochen scheuern an den Sehnen und können Entzündungen von Schleimbeuteln oder auch Einlagerungen von Kalk in die Sehne selbst verursachen, wodurch sich die Gleitfähigkeit zusätzlich verschlechtert. Im Laufe der Zeit dünnt die Rotatorenmanschette immer mehr aus und reißt an manchen Stellen auch ein. Schmerzen beim Armheben und die verminderte Beweglichkeit sind erste Symptome dieser Beschädigungen.

INFO

So äußert sich der Weichteilverschleiß an der Schulter:

– plötzliche starke Schmerzen in der Schulter

– Schmerzen beim seitlichen Abspreizen und Über-Kopf-Heben des Arms

– Schwierigkeiten beim Tragen von Taschen und Koffern

185

TIPP

Bei Schulterschmerzen sollten Sie keine Schultertücher oder ruhig stellende Bandagen tragen. Der Arm soll trotz Beschwerden möglichst viel bewegt werden. Lagern Sie ihn nachts in abgespreizter Haltung, eventuell mit einem Kissen zwischen Brustkorb und Oberarm. Probieren Sie aus, ob Kälte- oder Wärmeanwendungen die Beschwerden lindern.

Die »echte« Schulterarthrose ist selten

Die Omarthrose befällt neben dem eigentlichen Schultergelenk meist auch das Schultereckgelenk – die bewegliche Verbindung zwischen dem äußeren Schlüsselbeinende und dem Schulterdach, das bei allen Hebebewegungen über die Waagerechte hinaus zusammengepresst wird. Ursachen der Arthrose sind in der Regel Verletzungen, etwa ein Oberarmbruch in Gelenknähe bzw. ein Bruch und Knochenabsplitterungen am Schultereckgelenk selbst. Sie sind oftmals die Folge des Versuchs, sich bei einem Sturz reflexartig abzustützen, oder auch Folge einer Gewalteinwirkung auf die Schulter von außen. Darüber hinaus sind alle Sportarten belastend, bei denen der Arm wiederholt und vor allem mit Kraft über den Kopf geführt werden muss, beispielsweise Hand-, Volley- oder Basketball und Gewichtheben.

Operative Behandlungsmöglichkeiten der Schulterarthrose

Beschwerden und Funktionsbeeinträchtigungen, die im Verlauf der Entwicklung einer Schulterarthrose auftreten, entstehen nicht selten durch Weichteilveränderungen in der Umgebung. Diese Veränderungen und ihre Folgen lassen sich erfahrungsgemäß durch arthroskopische Eingriffe verbessern oder beheben.

Zu diesen Schäden zählen kleine Einrisse und Defekte in der die Schulter umgebenden Muskelsehnenplatte, der so genannten Rotatorenmanschette, die vor allem durch die kleineren, den Oberarmkopf im Gelenk drehenden Muskeln mit ihren Sehnen gebildet wird (s. Seite 184 f.). Über das Arthroskop zu behandeln sind darüber hinaus Schleimbeutelentzündungen, auch mit Kalkablagerungen, ebenso Kalkablagerungen in den Sehnen, vor allem wenn sie Bewegungen schmerzhaft einschränken. Das gilt auch für Einengungen der Rotatorenmanschette oberhalb des eigentlichen Schultergelenks, unter dem Schulterdach, welches vom

Schultereckgelenk und straffen Bandverbindungen gebildet wird (s. Abb. 27).

In den letzten Jahren hat aber auch die operative Behandlung der Schultergelenks**arthrose** selbst erheblich an Bedeutung gewonnen. Hierzu stehen dem Operateur mehrere Endoprothesensysteme zur Verfügung. Je nach Schäden an Knochen, Gelenken oder Weichteilen (Kapsel, Sehnen und Muskeln) kann er ein passendes System individuell auswählen.

Wie für die Hüfte gibt es auch für die Schulter Kappenprothesen. Diese ersetzen lediglich die Gleitfläche am Gelenkanteil des Oberarmkopfes; sie sind daher sehr knochensparend. Allerdings setzt der Einsatz dieser Prothesen ein ansonsten weitgehend intaktes »Restgelenk« mit einwandfreier Kapsel, Sehnen und Muskelspiel voraus.

Eine gezielte Nachbehandlung und Reha-Maßnahmen führen meist zu guten Ergebnissen, insbesondere auch hinsichtlich der Beweglichkeit. Allerdings erfordert gerade die operative Behandlung der Schulter vom Operateur sehr viel Erfahrung.

Bei weiter fortgeschrittenen Veränderungen können stielverankerte Prothesen für den Oberarmkopf ohne oder mit zusätzlichem Ersatz der zugehörigen Gelenkpfanne sowie einer so genannten Umkehrprothese eingesetzt werden, die für extreme Gelenkzerstörungen mit zusätzlichen massiven Schäden der Muskel-/Sehnenanteile entwickelt wurden. Meist gehen hierdurch die Arthroseschmerzen zurück, doch das Bewegungsausmaß bleibt in der Regel eingeschränkt. Dies liegt daran, dass besonders die Schulterbeweglichkeit davon abhängt, wie gut und zeitgenau die einzelnen Muskeln und Sehnen der Rotatorenmanschette und die angrenzende

Oberarmmuskulatur zusammenarbeiten. Bei größeren Schäden dieser Strukturen ist eine vollständige Schulterfunktion nicht mehr zu erreichen.

Gymnastische Übungen gegen rasches Einsteifen
Weil ein schmerzendes Schultergelenk dazu neigt, besonders rasch einzusteifen, kommt der Krankengymnastik eine Schlüsselrolle in der Therapie der Schulterbeschwerden zu. Wer versucht, seine Schmerzen mit Ruhigstellung zu lindern und dabei zu Armbinden oder Schultertüchern greift, riskiert den fast vollständigen Verlust der Gelenkbeweglichkeit – die **Schultersteife**. Dies gilt in besonderem Maße für ältere Menschen. Um die Folgen weniger Tage Ruhigstellung rückgängig zu machen, bedarf es bisweilen monatelanger Bewegungstherapie und Gymnastik.

Muss das Gelenk dennoch einmal kurzfristig ruhig gestellt werden, sollte dies unter Aufsicht des Arztes allenfalls auf einem so genannten *Abduktionskissen* geschehen, mit dem der Arm abgespreizt gelagert wird.

Die krankengymnastische Therapie des Schultergelenks ist also immens wichtig. Sie erfordert allerdings wie bei kaum einem anderen Gelenk ein hohes Maß an Motivation, Willenskraft und Ausdauer. Nicht nur das Ausmaß, sondern auch die Koordination der Bewegungen kann durch die Schmerzen erheblich gestört sein und die korrekte Durchführung der Übung schwierig machen. Unten in Abbildung 28 zeigen wir Ihnen eine einfache, aber wirkungsvolle Übung.

In akuten Phasen und zur Schmerzlinderung vor den Bewegungsübungen setzt der Arzt kühlende Auflagen und Sprays ein. Günstig sind elektrotherapeutische Anwendungen mit diadynamischem

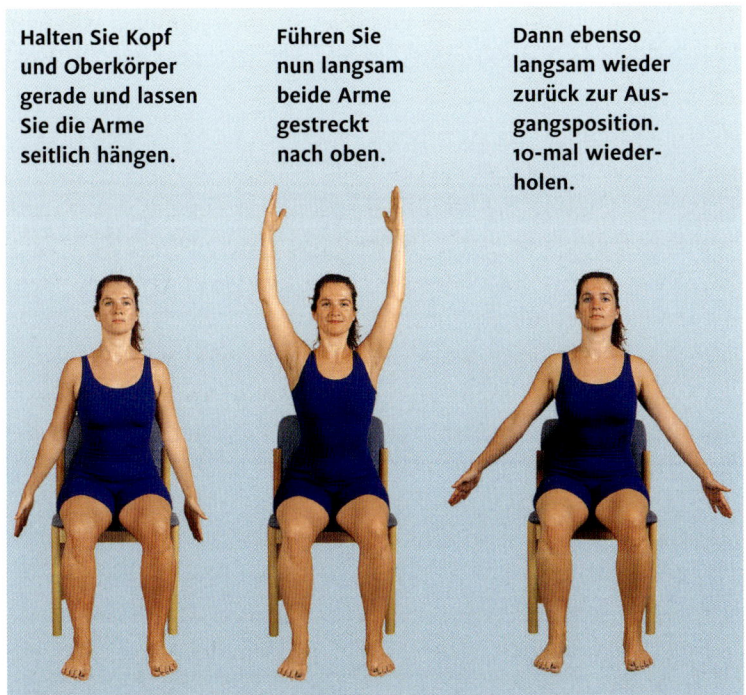

Halten Sie Kopf und Oberkörper gerade und lassen Sie die Arme seitlich hängen.

Führen Sie nun langsam beide Arme gestreckt nach oben.

Dann ebenso langsam wieder zurück zur Ausgangsposition. 10-mal wiederholen.

Abb. 28   Den Schultergürtel lockern und beweglich halten: Sie können die Übung im Sitzen oder auch im Stehen durchführen. Achten Sie darauf, die Schultern während der Bewegung nicht hochzuziehen, sondern unten zu halten. Wichtig ist auch, nicht nur den schmerzenden, sondern beide Arme gleichzeitig anzuheben, da es sonst unbewusst zu ungünstigen Ausgleichsbewegungen kommt.

Strom. Ultraschallbehandlungen wirken entkrampfend und erreichen auch tiefer liegende Muskelschichten und Sehnen.

Medikamente (z. B. ein nicht-steroidales Antirheumatikum oder Coxib) mildern die Entzündungsvorgänge und nehmen die Schmerzen. Schnell wirksam ist eine Infiltration (vgl. Seite 98). Dabei wird ein Lokalanästhetikums zur örtlichen Betäubung in

Bei anders nicht beherrschbaren Schmerzen kann ein künstliches Gelenk meist Abhilfe bringen. Die Beweglichkeit der Schulter bleibt aber auch mit einer Endoprothese oft eingeschränkt.

die gelenkumgebende Muskulatur gespritzt. Eventuell wird zur Entzündungshemmung auch Kortison beigemischt.

Ellbogengelenk

Die Arthrose des Ellbogengelenks ist noch seltener als die der Schulter. Sehr häufig gehen ihr Verletzungen voraus, oder das Gelenk ist berufsbedingt überlastet. Typisch ist sie für Arbeiter, die oft stark vibrierende Maschinen wie einen Presslufthammer bedienen müssen. Schwere Formen beobachtet man zuweilen sogar schon bei etwa 20- bis 30-Jährigen infolge Überlastung durch Kraftsport (Gewichtheben). In aller Regel verläuft die Ellbogenarthrose aber nicht besonders ausgeprägt und verursacht vergleichsweise wenig Beschwerden. Schmerzhaft kann beispielsweise das Tragen von Einkaufstaschen bei voll ausgestrecktem Arm sein. Erstes Symptom der Ellbogenarthrose ist jedoch meist die **eingeschränkte Beuge- und Streckfähigkeit**. Dann fällt das Heranführen der Hände ans Gesicht plötzlich schwer. Auch Hinterkopf und Nacken sind nicht mehr so leicht zu erreichen, z. B. beim Kämmen oder Haarewaschen. Dennoch sind fast alle »Handgriffe« im Alltag weiterhin möglich, weil Schulter- und Handgelenk einen großen Teil der fehlenden Beweglichkeit übernehmen.

Zwei verschiedene Gelenktypen am Ellbogen sorgen für die Bewegungen des Unterarms. Zum Anwinkeln dient ein Scharniergelenk zwischen dem Ober- und Unterarm, zum Umwenden der Hand ein zusätzliches Radgelenk zwischen Elle und Speiche (s. rechts und auch Seite 35). Schmerzen können deshalb nicht nur beim Beugen und Strecken, sondern auch beim Drehen des Arms wie zum Handaufhalten auftreten. Wer solche Schmerzen verspürt, sollte vor allem schweres Heben, z. B. von Getränkekisten, unterlassen, ebenso das Abstützen mit den Händen beim Aufstehen.

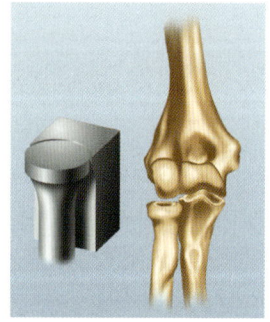

Ein Radgelenk zwischen den Unterarmknochen sorgt für die Umwendebewegung der Hand.

In der Regel rühren Beschwerden im oder um den Ellbogen oder auch im Unterarm aber nicht vom Gelenk selbst her, sondern genau wie an der Schulter von überanstrengten Muskeln oder Sehnen, vor allem im Bereich ihres gelenknahen Ansatzes. Meist handelt es sich um den bekannten »Tennisellbogen«, unter dem aber nicht nur typischerweise Tennisspieler leiden, sondern oft auch Menschen, die immer wieder die gleichen Handbewegungen ausführen müssen wie Fließbandarbeiter, Sekretärinnen, Handwerker und auch Hausfrauen. In erster Linie hilft hier die physikalische Therapie (s. ab Seite 83), ggfs. auch ein Schmerzpflaster mit einem NSAR (Diclofenac). Bei starker Ellbogenarthrose kommt die operative Entfernung lästiger Randzacken (Osteophyten) und loser Knorpel-Knochenstückchen (Gelenkmäuse), die die Bewegung blockieren, infrage. **Ellbogenprothesen** spielen, da technisch noch nicht ausgereift, keine große Rolle bei der Therapie der Ellbogenarthrose.

Beim Tennisellbogen schmerzt zu Anfang vor allem das Ballen der Faust, im Laufe der Zeit kommt es auch zum Ruheschmerz.

Handgelenk

Eine Arthrose am Handgelenk ist relativ selten. Schmerzen treten typischerweise beim kräftigen Faustschluss auf, also beim Händeschütteln, beim Öffnen von Flaschen und Gläsern oder beim Auswringen eines nassen Tuchs. Weil durch die Schmerzhaftigkeit ein großer Teil an Kraft verloren geht, können viele Tätigkeiten im Haushalt nur noch mit Mühe bewerkstelligt werden, etwa das Halten ge-

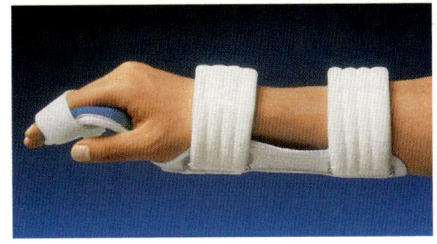

Die Schiene bringt Hand und Handgelenk in Funktionsstellung und stabilisiert sie. Modelle wie dieses mit Klettverschlüssen ermöglichen schnelles und einfaches An- und Ablegen zum Duschen und Baden.

füllter Töpfe oder das Öffnen von Dosen und Flaschen. Eine verringerte Beweglichkeit des Handgelenks stört dagegen nur wenig, weil Ellbogen- und Schultergelenk den Verlust gut ausgleichen können.

Schonung und Ruhe sind bei der aktivierten Handgelenkarthrose im Gegensatz zur Schulter erlaubt und können oft eine deutliche Besserung bewirken. Der Arzt wird bei stärkeren Schmerzen eine **Unterarm-Handgelenk-Manschette** verordnen, die das Gelenk nachhaltig ruhig stellt. Die Finger sollen dabei noch bewegt werden können.

Genügt diese äußere Stütze nicht und bessern sich die Beschwerden auch nicht durch physiotherapeutische Maßnahmen, Handbäder, Medikamente oder Elektrobehandlungen, besteht ähnlich wie am Fuß die Möglichkeit, das Gelenk dauerhaft operativ zu **versteifen**. Je nach Ausmaß der Schädigung wird der Arzt das Gelenk insgesamt oder nur bestimmte Abschnitte *(Teilarthrodese)* mit Platten, Schrauben oder Metallstiften fixieren. Unter Umständen muss zusätzlich körpereigener Knochen angesetzt werden, der zuvor aus dem Beckenkamm entnommen wird. Bei der **Teilversteifung** bleiben manchmal eine erstaunliche Restbeweglichkeit und -belastbarkeit erhalten.

Die Versteifung stabilisiert das Gelenk und macht es wieder belastbar. Fehlende Beweglichkeitsmomente lassen sich mit Hilfe des Ellbogen- und Schultergelenks gut ausgleichen.

Nach **vollständiger operativer Versteifung** (Arthrodese) sind Drehen des Unterarms mit der Hand, sämtliche Fingerbewegungen, das Ballen der Faust und festes Zupacken weiterhin möglich. Allein das zuvor bereits stark verminderte und schmerzhafte Beugen und Strecken des Handgelenks funktioniert nicht mehr – es kann nun aber auch keine Schmerzen mehr bereiten.

Prinzipiell ist es auch möglich, das Handgelenk durch eine **Endoprothese** zu ersetzen; dies kommt bei Arthrose aber kaum in Betracht. Verglichen mit Knie- oder Hüftimplantaten sind diese Kunstgelenke nicht sehr belastbar. Man behandelt auf diese Weise meist nur Patienten, die gleichzeitig an verschiedenen Gelenken erkrankt sind – z. B. bei Gelenkrheuma (s. Seite 196) – und die somit unter einer mehrfachen, schweren Behinderung leiden.

Nicht immer bedeuten Gelenkbeschwerden Arthrose

Schmerzende Gelenke müssen nicht immer auf eine Arthrose zurückzuführen sein. Es gibt Erkrankungen, die arthroseähnliche Erscheinungen hervorrufen oder auch eine Arthrose auslösen können. Einige wichtige stellen wir Ihnen in diesem Kapitel vor.

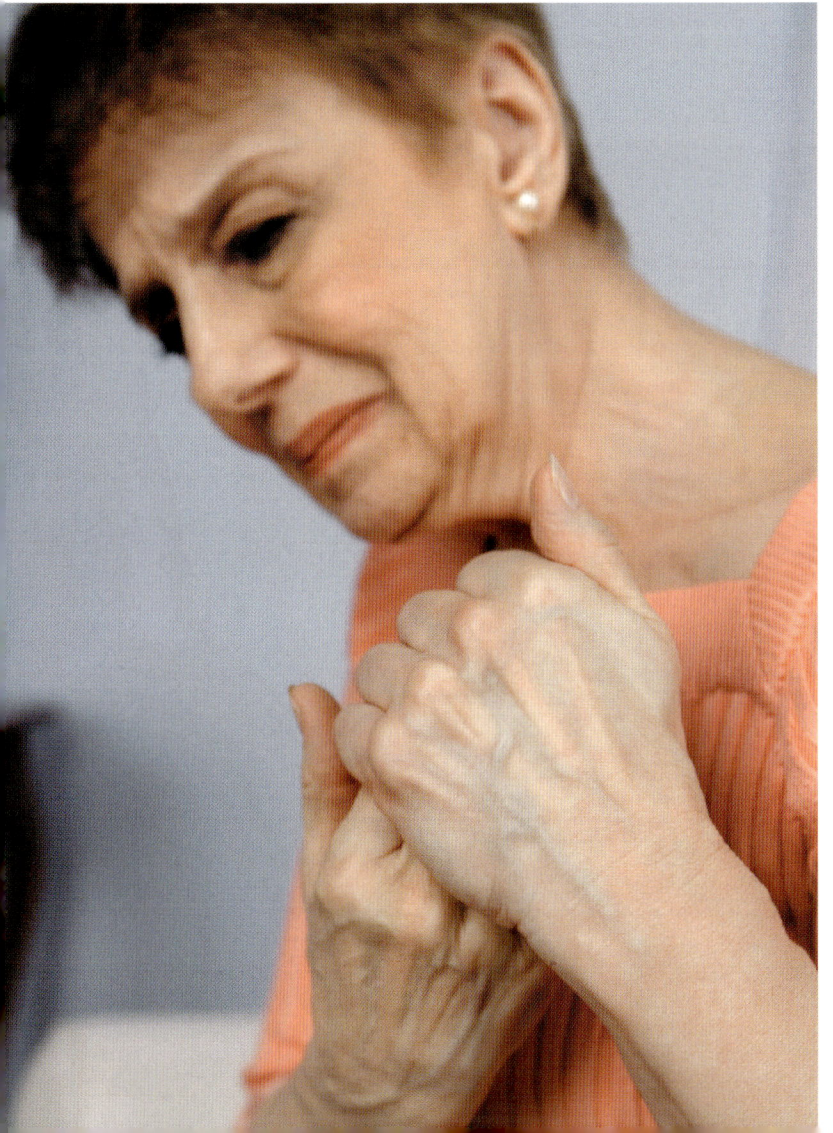

Entzündliches Gelenkrheuma (rheumatoide Arthritis)

Oft – auch in Fachkreisen – herrscht um den Begriff »Rheuma« eine wahrhaft babylonische Sprachverwirrung. Der Name stammt aus dem Griechischen und bedeutet so viel wie »das Fließen«. Man beschrieb damit einen »fließenden« oder »wandernden«, und daher oft auch schwer lokalisierbaren Schmerz. Einen derartigen Rheumaschmerz trifft man allerdings bei einer Vielzahl oft ganz unterschiedlicher Erkrankungen an, die unter dem Begriff Rheuma fälschlicherweise in einen Topf geworfen werden.

Denn darunter versteht man eine ganz spezielle Erkrankung: die chronische, d. h. langsam fortschreitende und nicht heilbare entzündliche Wucherung der Gelenkinnenhaut. Dennoch bezeichnet der Volksmund auch heute noch einige andere entzündliche Erkrankungen der »Bewegungs- und Stützorgane« – zu denen ja auch die Weichteile um das Gelenk, also Muskeln und Bindegewebe, zählen – als Rheuma. Man spricht dann von *Weichteilrheumatismus.*

1. Akt: Entzündung der Gelenkinnenhaut

Bei der häufigsten Rheumaform und dem Rheuma im eigentlichen Sinne handelt es sich um eine Entzündung der Gelenkinnenhaut. Ihre Symptome wie Gelenkschmerzen, -schwellung und -steifigkeit, insbesondere am frühen Morgen, erinnern deshalb auch an eine aktivierte, also entzündliche akute Arthrose.

Der wesentliche Unterschied zwischen beiden Erkrankungen: Bei Rheuma ist die Entzündung **Ursache**, bei Arthrose ist sie **Folge** der Knorpel- und Gelenkzerstörung. Chronisches Gelenkrheuma führt letztlich nach Monaten oder Jahren ebenfalls zu Gelenkverände-

Rheuma umfasst seit alters her viele verschiedene Erkrankungen. Heute meint man damit vor allem die chronische Entzündung der Gelenkinnenhaut.

rungen. Die erkrankte Gelenkinnenhaut kann den Knorpel überwuchern, zerstören und allmählich auch den Knochen angreifen. Verkrüppelung der Gelenke bis hin zur völligen Bewegungsunfähigkeit kann das Ergebnis sein.

Gelenkrheuma kann auch zur Arthrose führen.

Heute weiß man mit großer Sicherheit, dass bei Patienten, die an rheumatoider Arthritis leiden, eine Störung des Abwehrsystems des Körpers, des Immunsystems, vorliegt. Aus einem Grund, den wir noch nicht kennen, können Abwehrzellen, die eigentlich fremde Eindringlinge wie Viren oder Bakterien unschädlich machen sollen, plötzlich die eigenen Körperzellen nicht mehr als »körpereigen« erkennen und fangen an, sie wie fremde Eindringlinge zu behandeln und zu bekämpfen. Weshalb diese Fehlregulation auftritt, ist nicht bekannt – noch kennt man den Auslöser von Rheuma nicht.

Rheumatoide Arthritis oder kurz *RA* ist der andere Name für das Gelenkrheuma. Eine ältere Bezeichnung für diese Erkrankung lautete »chronische Polyarthritis« – ein Hinweis darauf, dass meist viele (= *poly*) Gelenke gleichzeitig betroffen sind. Dies ist ebenfalls ein wichtiges Unterscheidungsmerkmal zur Arthrose. Bei Rheuma oder RA erkranken vorwiegend zunächst die **Grund-** und **Mittelgelenke** der Finger, schwellen an und bilden knotenartige Verdickungen. Später kommen auch die **Zehengelenke** hinzu. Die Schwellungen können zuweilen so stark werden, dass die Knöchel nicht mehr erkennbar sind. Meist werden erst im weiteren Erkrankungsverlauf auch die größeren Gelenke an Knie, Hüfte, Ellenbogen und Schulter befallen. All dies zeigt dem Arzt, dass es sich hier nicht um eine Arthrose handeln kann, bei der meist ein oder zwei und nur selten mehrere Gelenke gleichzeitig befallen sind, zudem am häufigsten die Knie- und Hüftgelenke. Leicht zu verwechseln ist die rheumatoide Arthritis allerdings in der Tat mit einer Finger-

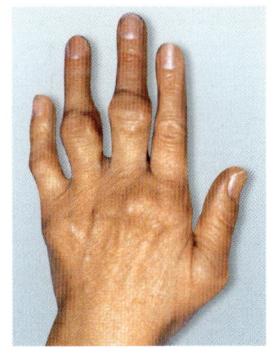

Bei rheumatoider Arthritis sind viele Gelenke gleichzeitig betroffen, v. a. die Mittel- und Grundgelenke der Finger.

Verwechslungsgefahr besteht vor allem mit der Fingerpolyarthrose.

polyarthrose, die meist symmetrisch an beiden Händen auftritt (s. Abb. 24, Seite 178). Aber auch hier gibt es einen Unterschied: Bei **Polyarthrose** erkranken nicht die Grundgelenke der Finger, sondern vor allem ihre **Endgelenke**.

2. Akt: Der ganze Körper ist betroffen

Die Krankheitszeichen der RA sind nicht auf Gelenke beschränkt.

Symptome der RA*

→ Schwellung, Schmerzen und Kraftverlust an mehreren Gelenken/Gliedmaßen und meist symmetrisch auf beiden Körperseiten; vorwiegend Fingergrund- und -mittelgelenke

→ steife, wie eingefrorene Gelenke vor allem am Morgen (über 30 Minuten lang)

→ leichtes Fieber, Nachtschweiß, Appetitlosigkeit und Gewichtsverlust, Müdigkeit und Abgeschlagenheit

* Es müssen nicht alle vorhanden sein

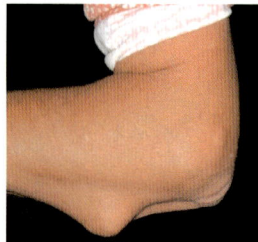

*Rheumaknoten:
An mechanisch belasteten Stellen wie z. B. an der Streckseite des Ellbogens, der Achillessehne oder der Hand können sich durch Entzündungsreaktionen im hautnahen Bindegewebe relativ derbe, aber schmerzlose Knoten bilden. Probleme ergeben sich, abgesehen davon, dass diese Veränderungen wegen ihrer Lage und ihres Aussehens stören, ggfs. durch Druckgeschwüre der Haut oder Sehnenrisse.*

Im Gegensatz zur Arthrose ist die RA eine **systemische** Erkrankung. Das bedeutet, dass nicht nur die Gelenke, sondern der Organismus als Ganzes erkrankt. **So begleiten allgemeine Symptome** wie Müdigkeit und Fieber – insbesondere wenn die Erkrankung gerade sehr aktiv ist (Rheumaschub) – die RA ebenso wie bestimmte **Entzündungszeichen im Blut:** eine erhöhte *Blutkörperchen-Senkungsgeschwindigkeit (BSG)*, ferner das *C-reaktive Protein (CRP)* und *Akute-Phase-Proteine* in der Eiweißelektrophorese. Allerdings ist die Aussagekraft dieser Blutwerte begrenzt, da sie fast bei jeder maßgeblichen Entzündung nachweisbar sind. Doch haben 65 bis 75 Prozent der Betroffenen erhöhte Konzentrationen so genannter *IgM-Rheumafaktoren* im Blut. Das sind »rheumaspezifische« Eiweiße. Neu ist der *Anti-CCP-Test*, der schon im Frühstadium der rheumatoiden Arthritis in 60 % positiv ausfällt. In Röntgenbildern der Hände und Füße – ein diagnostisches Muss – kann der Arzt richtungweisende Gelenkveränderungen erkennen. Die Sonographie, eventuell auch die MRT machen Gelenk- *und* Weichteilveränderungen, etwa eine entzündlich verdickte Gelenkinnenhaut, sichtbar.

Das »Mosaik« aus den genannten Befunden ermöglicht schließlich die Diagnose. Entscheidend ist, dass dies so früh wie möglich passiert, damit die Krankheit durch die Basistherapie (s. Seite 198) nachhaltig bekämpft werden kann. Denn: Noch ist die RA nicht heilbar. Arzneimittel können aber Beschwerden lindern und die Krankheit aufhalten. Die medikamentöse Behandlung steht auf zwei Säulen, der **Sofort-** **und der Basistherapie**.

Soforttherapie: Ihre schmerzstillende und z. T. entzündungshemmende Wirkung setzt, wie der Name schon sagt, schnell ein, lässt aber auch bald wieder nach. Die verwendeten Medikamente kennen Sie bereits (s. ab Seite 95):

→ nicht-steroidale Antirheumatika und Coxibe
→ Kortison

Basistherapie: Hochwirksame Substanzen regulieren auf jeweils sehr verschiedene Weise das gestörte Immunsystem. Daher wird die Basistherapie auch als krankheits- oder immunmodulierend bezeichnet. Die Wirkung der hierbei eingesetzten Antirheumatika beginnt zwar langsamer als die der sofort wirksamen, hält dafür aber auch länger an. Es sind:

→ *Immunsuppressiva* (Mittel, die die Abwehrreaktionen des Körpers dämpfen), v. a. *Methotrexat (MTX)*, ferner *Azathioprin, Cyclosporin A* und *Cyclophosphamid*,

Gelenkrheuma ist nicht heilbar, kann aber medikamentös in Schach gehalten werden.

Soforttherapeutika wirken schnell und kurz.

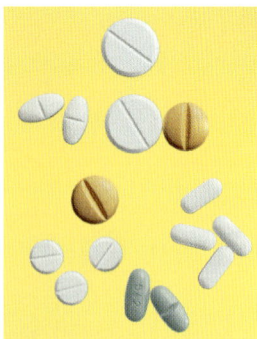

*Basistherapeutika
wirken langsamer und
langanhaltend.*

Bei den Biologics sind
noch viele Neuentwick-
lungen zu erwarten.

Vor der Therapie z. B.
mit Leflunomid wird
der Arzt anhand von
Röntgenbildern prüfen,
ob die Lungen des
Patienten in Ordnung
sind, um mögliche
Komplikationen seitens
der Atemwege zu
minimieren.

→ *Biologics: TNF-alpha-Blocker* bzw. *-Antikörper,* der *Interleukin-1-Rezeptorantagonist Anakinra,*
→ der *Immunmodulator Leflunomid,*
→ *Sulfasalazin,*
→ *Goldpräparate* (heute fast nur noch in der Kombinationsbehandlung),
→ *Antimalariamittel* wie *(Hydroxy-)Chloroquin.*

Im Einzelnen: Biologics sind neue, biotechnisch entwickelte Medikamente. Ihre Angriffspunkte, **TNF-alpha** und **Interleukin-1**, sind körpereigene Entzündungsstoffe, die übrigens nicht nur im rheumatischen Gelenk eine zentrale Rolle spielen. TNF-alpha kann durch bislang drei Medikamente – *Etanercept, Infliximab* und *Adalimumab* – wirksam unterdrückt werden. **Etanercept** ist ein »Fusionsprotein«, bei dem spezifisch wirksame »Signalmoleküle« aneinandergekoppelt wurden. Der Antikörper **Infliximab** besteht aus Komponenten, die von Maus und Mensch abstammen. **Adalimumab** dagegen ist ein Antikörper rein »humanen« Zuschnitts; er wird allein oder kombiniert mit MTX gegeben.

Leflunomid beginnt nach vier bis sechs Wochen zu wirken. Frauen mit Kinderwunsch müssen das Medikament zwei Jahre lang abgesetzt haben, bevor sie eine Schwangerschaft planen können. Der Arzt kontrolliert regelmäßig Blutbild, Leber- und Nierenwerte sowie den Urin. Diese Kontrollen gelten auch bei der Einnahme von **Sulfasalazin** (die sich u. a. bei Überempfindlichkeit gegen Salizylsäure- und Sulfonamidpräparate verbietet) und von **Goldpräparaten**. Falls Letztere nach spätestens sechs Monaten keine Besserung bewirken, sollen sie abgesetzt werden. Gebärfähigen Frauen wird während der Goldbehandlung eine zuverlässige Empfängnisverhütung empfohlen. Vor und während der Anwendung von **Antimalariamitteln** wie **(Hydroxy-)Chloroquin** sind augenärztliche

Untersuchungen wichtig, da die Netzhaut Schaden nehmen kann. Auch darf keine Schwangerschaft vorliegen. Der Arzt kontrolliert regelmäßig das Blutbild.

Die unterschiedlichen Gruppen der Basistherapeutika, der Medikamente also, die vermutlich bereits grundlegend in die Entwicklung entzündlich-rheumatischer Erkrankungen eingreifen, werden auch als DMARDs bezeichnet. Diese »remissionsinduzierenden« und »krankheitsmodifizierenden« Antirheumatika (**D**isease-**Mo**difying **A**ntirheumatic **D**rugs = DMARDs) sollten so früh wie möglich, nach sicherer Diagnosestellung einer rheumatoiden Arthritis (= chronischen Polyarthritis), durch einen erfahrenen Rheumatologen nach Patientenaufklärung eingesetzt und ihre Folgen ständig überwacht werden. Sie sind hochwirksam, aber auch nebenwirkungsreich. Vor allem auch um diese Nebenwirkungen zu erkennen erfolgen ständig dokumentierte Kontrollen von Labor- (z. B. Blutbild), Röntgen- und insbesondere klinischen Befunden. Eine Wirkung ist nach drei bis sechs Monaten zu erwarten, andernfalls ist eine Umstellung auf andere DMARDs oder auf die Kombination mehrerer von ihnen zu diskutieren. Spätestens beim Scheitern dieser ersten Therapieversuche sollten parallel zu den Medikamenten präventive Operationen (Synovektomien von Gelenken und Sehnen) vorgenommen werden. Fortgeschrittene Destruktionen erfordern rekonstruktive Eingriffe bis zur Arthrolyse, zum Gelenkersatz oder zur Arthrodese, der Versteifung.

Bei hoch aktiver Krankheit werden Basistherapeutika kombiniert, z. B. Methotrexat plus (Hydroxy-)Chloroquin, Leflunomid oder Sulfasalazin. Die Behandlung bringt dann noch mehr; zugleich bleiben die Nebenwirkungen begrenzt. Wichtig: Basistherapeutika können mit vielen anderen Medikamenten Wechselwirkungen entfalten. Ihr Arzt wird Sie darüber infomieren.

Entzündliches Muskelrheuma

Das entzündliche Muskelrheuma, in der Fachsprache als *Polymyalgia rheumatica* oder *rheumatische Polymyalgie* bezeichnet, ist keine seltene Erkrankung. Sie entwickelt sich meist relativ rasch. Ähnlich wie Arthrose tritt sie in der Regel erst in höherem Lebensalter,

Muskelrheuma ruft Schmerzen in Schultern, Oberarmen, Hüften und Beinen hervor.

meist bei über 50-Jährigen auf. Frauen erkranken doppelt so häufig wie Männer.

Die Symptome sind plötzliche starke Schmerzen in beiden Schultern und Oberarmen oder auch in Hüfte und Oberschenkeln verbunden mit Muskelsteife. Diese Schmerzen treten vor allem nachts und sehr früh morgens auf, oftmals so heftig und quälend, dass sich Betroffene im Bett kaum mehr umdrehen und es morgens nur mit Mühe verlassen können.

Es ist möglich, die Erkrankung zunächst für eine Arthrose zu halten. Bei genauerer Befragung und Untersuchung wird der Arzt aber schnell feststellen, dass es sich bei den schmerzhaften Bereichen nicht um die Gelenke, sondern um die Muskulatur des Schulter- und Beckengürtels handelt. Bereits leichte Berührung erzeugt Schmerzen. Manchmal setzen die Beschwerden auch während oder kurz nach einer Grippe ein und werden dann häufig für die Symptome einer »verschleppten« Grippe gehalten.

Treten zusätzlich zu den anderen Symptomen starke Kopfschmerzen auf, muss sofort der Arzt aufgesucht werden.

Als Alarmzeichen sind zusätzliche starke Kopfschmerzen anzusehen, insbesondere wenn sie in der Schläfenregion, in der eine oberflächliche Arterie verläuft, auftreten. Dann sollte schnellstmöglich der Arzt zu Rate gezogen werden.

Denn in manchen Fällen liegt den Beschwerden eine entzündliche Blutgefäßerkrankung namens *Arteriitis temporalis* zugrunde. Hierbei kommt es infolge der Entzündung zu einer Verstopfung von Blutgefäßen im Kopfbereich, die neben Kopfschmerzen möglicherweise auch Sehstörungen verursacht. Dann kann – wenn auch selten – das Augenlicht in Gefahr sein. Eine Behandlung sollte deshalb immer schnell begonnen und vor allem ausreichend lange durchgeführt werden. Das wichtigste Medikament ist Kortison, das gegen die Entzündung wirksam angeht. Meist kann es innerhalb von Stunden die schlimmen Schmerzen in eindrucksvoller Weise lindern. Bei sehr schweren Krankheitsformen setzt der Arzt auch Basistherapeutika ein.

Gicht – ein Defekt im Stoffwechsel

Gicht ist eine Stoffwechselstörung, die überwiegend Männer betrifft. Fühl- und sichtbare Symptome sind schmerzende und angeschwollene Gelenke, die letzlich – wie bei der rheumatoiden Arthritis – durch entzündliche Vorgänge zerstört werden können. Die Gicht ist aber keine reine Gelenkerkrankung, sondern kann sich auf verschiedene Organe niederschlagen.

Wie entsteht Gicht?

An Gicht Erkrankte haben **zu viel Harnsäure** im Blut. Sie wird entweder nicht in ausreichender Menge ausgeschieden oder – seltener – in zu hohem Maße gebildet. In beiden Fällen steigt die Harnsäurekonzentration im Blut an (medizinisch: *Hyperurikämie*). Der Arzt kann durch eine Laboruntersuchung feststellen, ob der Harnsäurespiegel erhöht ist.

Gicht: Der Harnsäurespiegel im Blut steigt an, überschüssige Harnsäure fällt zu Kristallen aus, die sich im Gewebe »niederschlagen«.

Überschüssige Harnsäure tritt aus den Blutgefäßen aus und lagert sich in Form weißer Harnsäuresalzkristalle bevorzugt in Gelenken und ihrer Umgebung, aber auch in den Nieren, unter der Haut (vor allem an den Ohrmuscheln) oder anderswo ab. Dann kann ein **akuter Gichtanfall** mit plötzlichen, heftigen Gelenkschmerzen, -schwellung, Überwärmung und Rötung der Haut auftreten. Unbehandelt kann die akute Gicht chronisch werden, d. h. die betroffenen Organe werden langsam und unmerklich zerstört (**chronische Gicht**).

Harnsäure stammt aus dem Abbau von Purinen – Bestandteilen der Erbsubstanz.

Harnsäure ist Endprodukt des Purinstoffwechsels und wird normalerweise über die Nieren ausgeschieden. Purine sind Stoffe, die in jeder Zelle vorkommen, weil sie die Erbsubstanz *(DNS – Desoxyribonukleinsäure)* mit aufbauen. Beim Stoffwechsel, also bei Auf-, Um- und Abbauvorgängen im Körper, speziell beim Abbau alter Körperzellen, fallen Purine an. Als natürlicher Zellbestandteil sind Purine somit auch in pflanzlichen und tierischen Nahrungsmitteln vorhanden. Sie werden bei der Verdauung frei und erhöhen letztlich ebenfalls den Harnsäurespiegel im Blut. Weil die Ernährung eine bedeutende Rolle spielt und ein akuter Gichtanfall besonders häufig nach üppigen Mahlzeiten auftritt, spricht man auch von der »Wohlstandskrankheit« Gicht, die in Hungerzeiten wie Kriegs- und Nachkriegsjahren so gut wie unbekannt war.

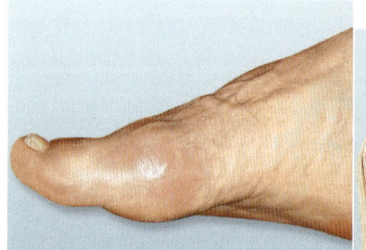

Die erste Gichtattacke tritt am häufigsten im Großzehengrundgelenk auf – genannt *Podagra*. Schwellung und Rötung können noch ausgeprägter sein als hier zu sehen.

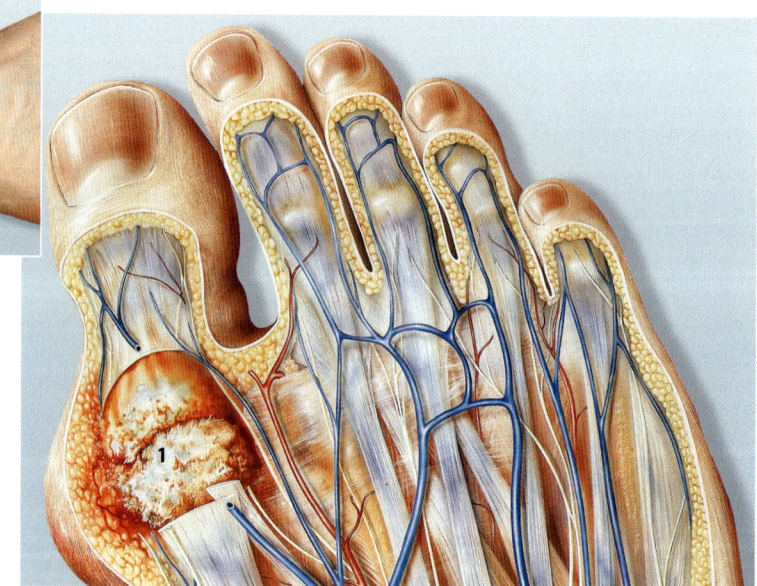

Abb. 29 **Der akute Gichtanfall** wird durch Ablagerungen von Harnsäuresalzkristallen im Gelenk ausgelöst (1).

Der akute Gichtanfall

Lagert sich sehr viel Harnsäure in einem Gelenk ab, kann dies zum akuten und äußerst schmerzhaften Gichtanfall führen. Er tritt klassischerweise in der Nacht auf und reißt den Betroffenen förmlich aus dem Schlaf. Das Gelenk schwillt hochrot bis bläulich an, ist heiß und extrem schmerz- und berührungsempfindlich. Jede Bewegung und Belastung wird unwillkürlich unterlassen. Zuweilen ist allein der sanfte Druck der Bettdecke kaum auszuhalten. Prinzipiell kann ein Gichtanfall in jedem Gelenk auftreten. Der Erstanfall beschränkt sich jedoch auffällig oft auf eines der beiden **Großzehengrundgelenke**. Andere bevorzugte Orte sind oberes Sprung- und Kniegelenk.

Die aggressiven Harnsäurekristalle verursachen auf Dauer großen Schaden im Gelenk, zerstören den Knorpel, bohren sich regelrecht hinein. Sie verändern die chemische Zusammensetzung der Gelenkflüssigkeit, sodass zudem die Knorpelernährung gefährdet ist. Die Gelenkinnenhaut versucht daher sofort, die Eindringlinge zu beseitigen (vgl. Seite 45). Sie schwillt an, produziert vermehrt Gelenkflüssigkeit und schickt als Abwehrzellen weiße Blutkörperchen (Makrophagen) ins Gelenk, die die Kristalle »fressen« sollen. Die Makrophagen gehen dabei zugrunde. Gleichzeitig werden entzündungsfördernde Stoffe frei.

Hochlagern des Gelenks oder kalte Umschläge – sofern der Druck überhaupt auszuhalten ist – können die heftigsten Schmerzen zunächst lindern. Am nächsten Morgen sollte jedoch umgehend der Arzt hinzugezogen werden. Er wird sofort *Colchicin*, ein nicht-steroidales Antirheumatikum (z. B. *Indometacin*) oder ein Coxib gegen die Entzündung verordnet. Bleibt es beim einmaligen Anfall, bilden sich die Symptome in der Regel wieder völlig zurück. Treten die Anfälle aber wiederholt auf, werden jedesmal

Der Gichtanfall ist ein Notfall für das Gelenk und seinen Besitzer: Entzündung und Schmerz müssen schnell gelindert werden.

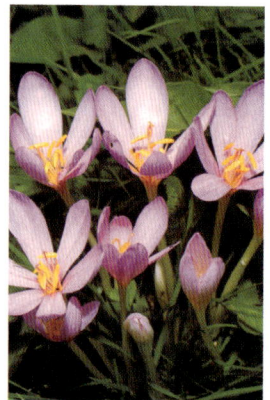

Colchicin ist ein pflanzlicher Wirkstoff der Herbstzeitlose.

Knorpel und Knochen im Gelenk weiter angegriffen und zerstört.

Weiteren Anfällen vorbeugen: Diät oder Medikamente

Hauptziel nach einem ersten Gichtanfall muss es also sein, den nächsten und alle weiteren Anfälle zu verhindern – sonst drohen bleibende Schäden am Gelenk und als Spätfolge die Gelenkdeformierung und Arthrose. Es ist heute recht genau bekannt, ab welcher Harnsäuremenge im Blut ein Anfall auftreten kann.

Welche Lebensmittel enthalten Purine?

purinreich	purinarm	purinfrei
Fleisch/ Fleischprodukte: Wurst, Schinken, Innereien	Milchprodukte: Käse, Joghurt	Weißmehl und Weißmehlprodukte: Weißbrot, Nudeln, etc.
Bestimmte Fischsorten: z. B. Sprotten, Anchovis, Sardellen, Ölsardinen	Vollkornmehle und Vollkornprodukte	Weißer Reis
		Zucker
	Fast alle Obstarten und deren Fruchtsäfte	Milch
Hülsenfrüchte: Erbsen, Linsen, Bohnen Brokkoli und Rosenkohl Schokolade		Butter, Pflanzenöle und Margarine
	Kartoffeln	Eier

Meistens normalisiert sich der Harnsäurespiegel, wenn der Betroffene seine Ernährungsgewohnheiten ändert. Anders als bei Arthrose lässt sich die Gicht daher mit einer Diät wirkungsvoll in Schach halten.

Generell gilt: Die Purinzufuhr über die Nahrung muss möglichst niedrig gehalten werden. Die Ernährung sollte also **purinarm** sein, d.h. purinreiche Lebensmittel, besonders (rotes) Fleisch, dürfen Sie nur äußerst sparsam verwenden (s. oben). Ebenfalls ungünstig ist häufiger Alkoholgenuss – nicht weil Alkoholika viele Purine enthalten (die meisten sind sogar purinfrei), sondern weil Alkohol die Harnsäureausscheidung der Niere behindert und damit indirekt zum Anstieg der Harnsäurekonzentration beiträgt.

Daneben besteht auch die Möglichkeit, mit bestimmten Medikamenten die Gefahr eines Gichtanfalls einzudämmen.

Pseudogicht – die »scheinbare« Gicht

Patient und sogar der Arzt können die Pseudogicht aufgrund der anfallsartigen Gelenkschmerzen mit einer Gicht verwechseln. Bei der Pseudogicht werden – wie auch bei der »echten« Gicht – Kristalle auf dem Gelenkknorpel abgelagert, die eine ausgeprägte Entzündung der Innenhaut und im Laufe der Zeit eine Arthrose hervorrufen.

Um welche »Form« der Gicht es sich handelt, kann der Arzt während eines Anfalls durch Entnahme und mikroskopische Untersuchung der Gelenkflüssigkeit feststellen.

Bei Pseudogicht ist der Übeltäter nicht die Harnsäure, sondern eine Kalziumverbindung namens *Kalziumpyrophosphat*. Die Ablagerungen führen mit der Zeit auch zur Verkalkung des Knorpels, der dann im Röntgenbild wie Knochenstruktur erkennbar wird. Danach wird die Erkrankung medizinisch auch als *Chondrokalzinose*, also Knorpelverkalkung bezeichnet.

Eine purinarme Diät bedeutet nicht unbedingt vegetarische Ernährung, denn auch einige Gemüse, etwa Hülsenfrüchte, enthalten viele Purine.

Medikamente, die bei chronischer Gicht dauerhaft eingenommen werden müssen, bremsen die Harnsäureproduktion oder fördern ihre Ausscheidung.

Die Ähnlichkeit der akuten Schmerzattacken mit denen eines Gichtanfalls hat dieser Erkrankung ihren Namen gegeben.

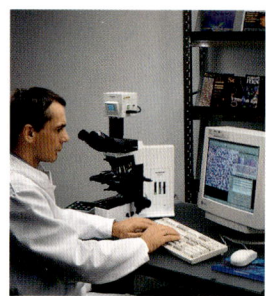

Unter dem Mikroskop sichtbar: Die Kristalle in der Gelenkflüssigkeit unterscheiden sich bei Gicht und Pseudogicht.

Die Pseudogicht kann prinzipiell an allen Gelenken auftreten, befällt aber bevorzugt die Knie-, Hand- oder Wirbelsäulengelenke (hier die Bandscheiben).

Warum es zur Auskristallisation und Ablagerung des Kalziumpyrophosphats kommt, ist bis heute noch nicht geklärt. Man nimmt an, dass es sich auch hier um einen erblichen Stoffwechseldefekt handelt. Die Ungewissheit über die Krankheitsursache macht eine Behandlung schwierig. Anders als bei Gicht ist eine Diät jedenfalls nicht erfolgreich und auch eine medikamentöse Dauertherapie gibt es nicht.

Zur Linderung akuter Schmerzen eignet sich ein nicht-steroidales Antirheumatikum, gegebenenfalls auch ein Coxib zum Einnehmen; manchmal helfen bereits Kühlen, Schonen oder Hochlagern des Gelenks.

Ein Wort zum Abschluss: Leben mit Arthrose

Die erste Reaktion auf den Befund Arthrose ist nicht selten geprägt von Angst: »Was kann da noch alles auf mich zukommen? Diese Erkrankung ist doch nicht mehr rückgängig zu machen. Bin ich etwa schon bald auf die Hilfe anderer angewiesen? Werde ich einmal gar nicht mehr laufen können und im Rollstuhl sitzen? Ist es nun also so weit, gehöre ich jetzt selbst offiziell zum »alten Eisen«?« Gedanken wie diese sind völlig natürlich. Sie drücken die Befürchtung darüber aus, dass eine gewisse Wende im Leben eintreten könnte, dass man nicht mehr so leistungsfähig ist wie früher, dass man spürbar älter wird. Bemerkt hat man diese Entwicklung vielleicht schon lange, aber wer spricht schon gern darüber.

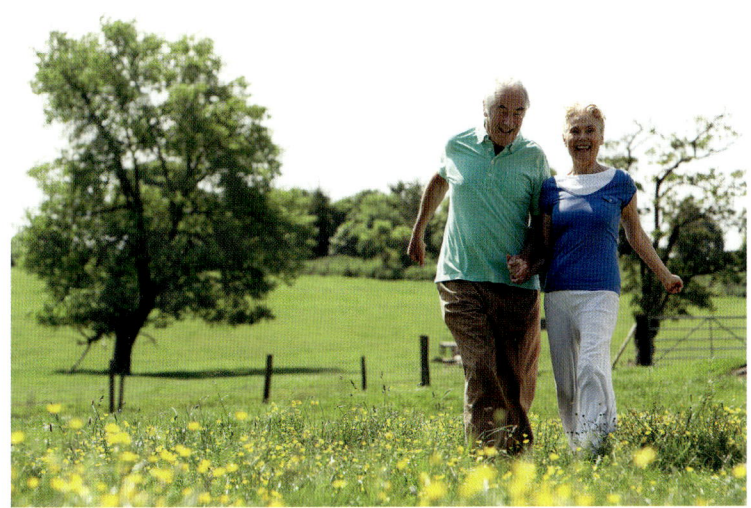

Bleiben Sie aktiv, auch wenn sich eine Arthrose entwickelt hat.

Ängste, Sorgen und Befürchtungen müssen nicht sein. Es gibt genügend Möglichkeiten der Behandlung – das wissen Sie jetzt. Manchmal müssen Sie vielleicht etwas mehr Geduld und Durchhaltevermögen aufbringen. Die Arthrose hat sich langsam und über Jahre entwickelt und lässt sich nicht von heute auf morgen therapieren. Verlieren Sie nicht gleich den Mut, wenn die Erkrankung Ihnen einmal besonders zu schaffen macht. Selbstverständlich sollten Sie alle Aktivitäten nun etwas mehr Ihren körperlichen Möglichkeiten anpassen und bisher gewohnte Leistungsansprüche herunterschrauben.

Bringen Sie Ihre Gelenke wieder in Schwung!

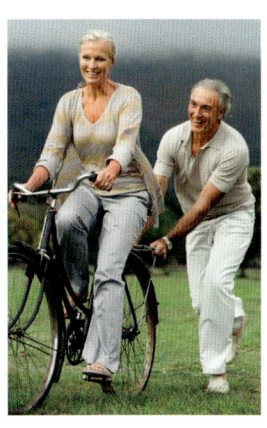

Sehen Sie die Entwicklung doch einmal von einer ganz anderen Seite! Die Diagnose »Arthrose« kann auch ein wichtiger und entscheidender Anstoß sein, Dinge in Angriff zu nehmen, die Sie schon längst tun wollten: Körpergewicht reduzieren, für mehr Bewegung sorgen, mal das Auto stehen lassen, wieder das Fahrrad aus dem Keller holen oder regelmäßig zum Schwimmen oder in die Gymnastikgruppe gehen. Diese Liste ließe sich noch weiter fortführen.

Genau genommen gibt es nämlich kaum etwas, das Sie mit einer Arthrose nicht tun sollten oder könnten. Selbstverständlich sind Extrembelastungen jetzt nicht mehr möglich. Was aber speziell für Sie eine »Extrembelastung« ist, das müssen Sie selbst herausfinden. Ihre persönliche Belastbarkeit ist ja von vielem abhängig, von Ihrem Trainingszustand, von Ihrer körperlichen Konstitution, vom Muskelaufbau, Körpergewicht usw. Es gibt auch zahlreiche Hilfsmittel, die viele alltägliche Anforderungen erleichtern: Rolltaschen und -koffer bei Einkäufen und Reisen, weiches, federndes Schuh-

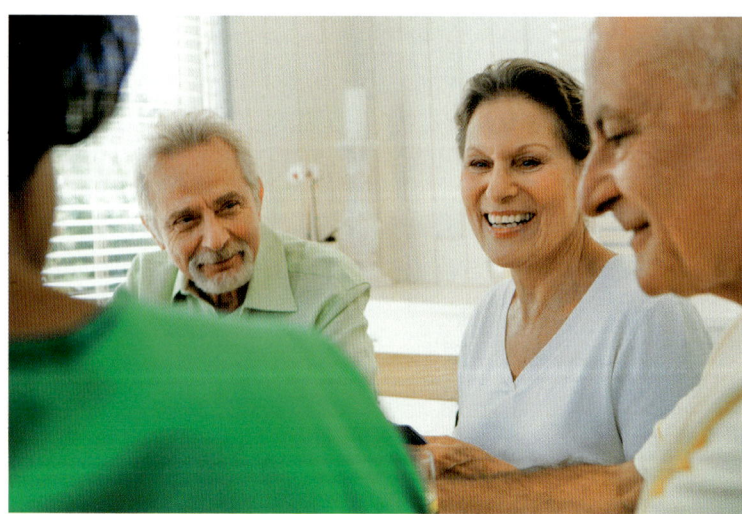

Finden Sie Ihr Gleichgewicht zwischen Ruhe und Aktivität. Gemeinsam mit anderen Betroffenen fällt es Ihnen womöglich leichter, trotz Ihrer Erkrankung aktiv zu werden und einen Ausgleich zu finden.

werk für Gehen und Stehen auf hartem Boden wie Pflaster und Beton, Anziehhilfen für Schuhe und Strümpfe, Arbeitsgeräte mit langen Stielen, Stehstühle für den Haushalt und vieles mehr.

Einseitige Dauerbelastungen sollten Sie von nun an vermeiden, aber im Grunde gilt diese Regel ja bereits für den Gesunden, denn gerade stereotype und wiederholte Belastungen schädigen Gelenke. Von Vorteil ist es hingegen, sich zwar leicht, aber regelmäßig anzustrengen.

Zwischen Beanspruchung und Erholung sollten Sie einen gesunden Mittelweg einschlagen. Denn das, was Gelenken schnell »zu viel« wird, sind nicht nur Überbelastungen, sondern auch Schonung, Müßiggang und dauerndes Herumsitzen.

Und: Sich aufraffen, lieb gewordene Gewohnheiten über Bord werfen und gewohnte Pfade verlassen – das kann mitunter recht mühsam sein. Doch geteiltes Leid ist halbes Leid. In Gesellschaft Mitbetroffener und Gleichgesinnter werden Sie sich schon nicht mehr so allein gelassen fühlen und notwendige Veränderungen in Ihrem Lebensalltag viel leichter angehen können. Gespräche und Erfahrungsaustausch helfen, mit der eigenen Erkrankung besser umgehen und leben zu können. Selbsthilfegruppen gibt es. Kontaktadressen finden Sie im Anhang. Sollte es in Ihrer Nähe keine Gruppe geben, so können Sie sich entweder an Ihren Orthopäden oder auch an Ihre Krankenkasse wenden, die die örtlichen Gegebenheiten kennen und Ihnen sicherlich gerne weiterhelfen werden.

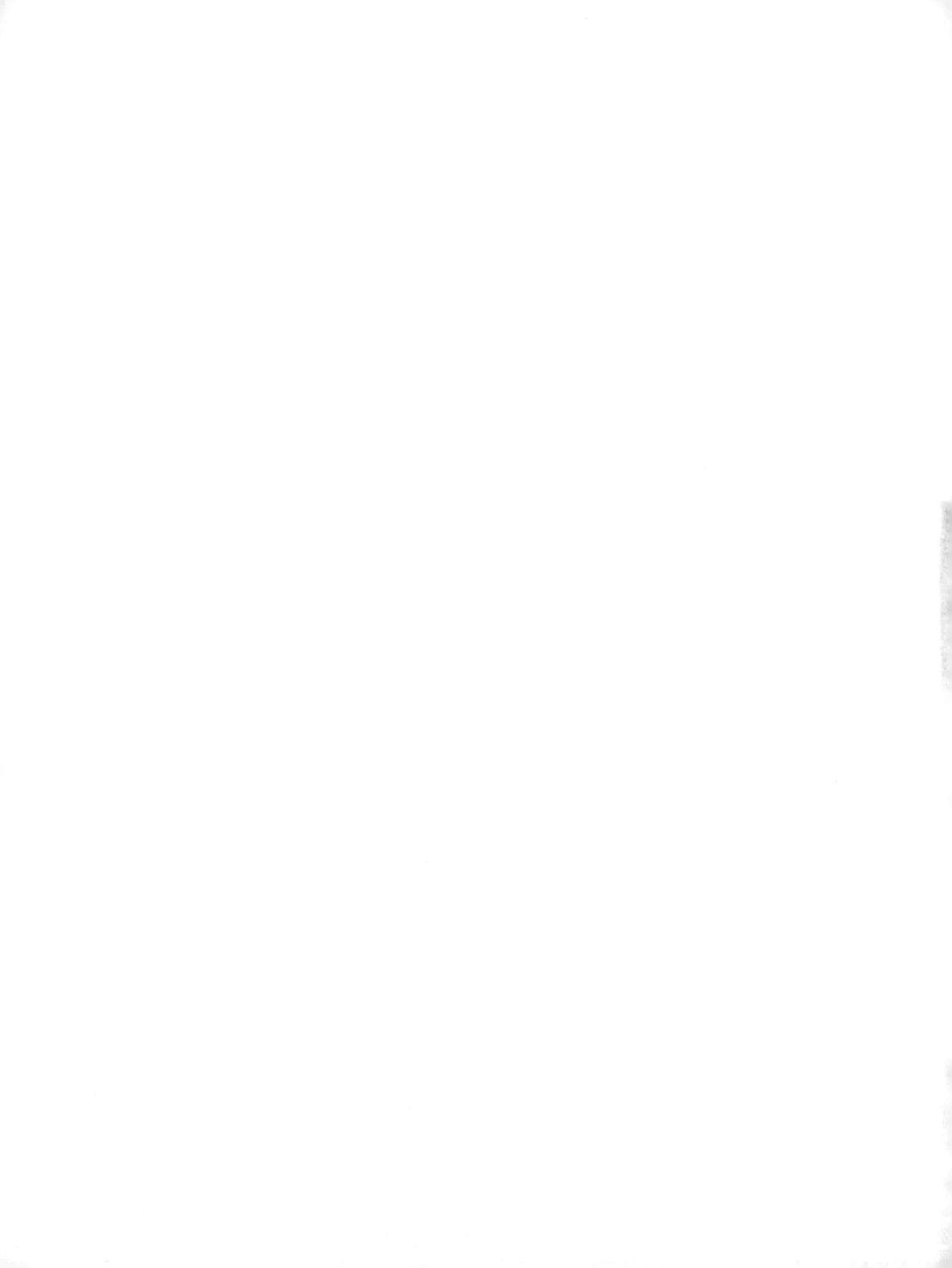

Anhang

In diesem letzten Teil sind die wichtigsten Fachbegriffe aus unserem Buch zum schnellen Nachschlagen nochmals kurz erklärt. Daneben finden Sie Anschriften von Institutionen, die Ihnen mit speziellen Auskünften und Ratschlägen weiterhelfen und Kontakt zu einer Selbsthilfe- oder Sportgruppe vermitteln. Sie können sich außerdem an Ihre Krankenkasse und die Vokshochschule wenden, die in vielen Orten ebenfalls Sport- und Gymnastikkurse für Arthrosepatienten anbieten.

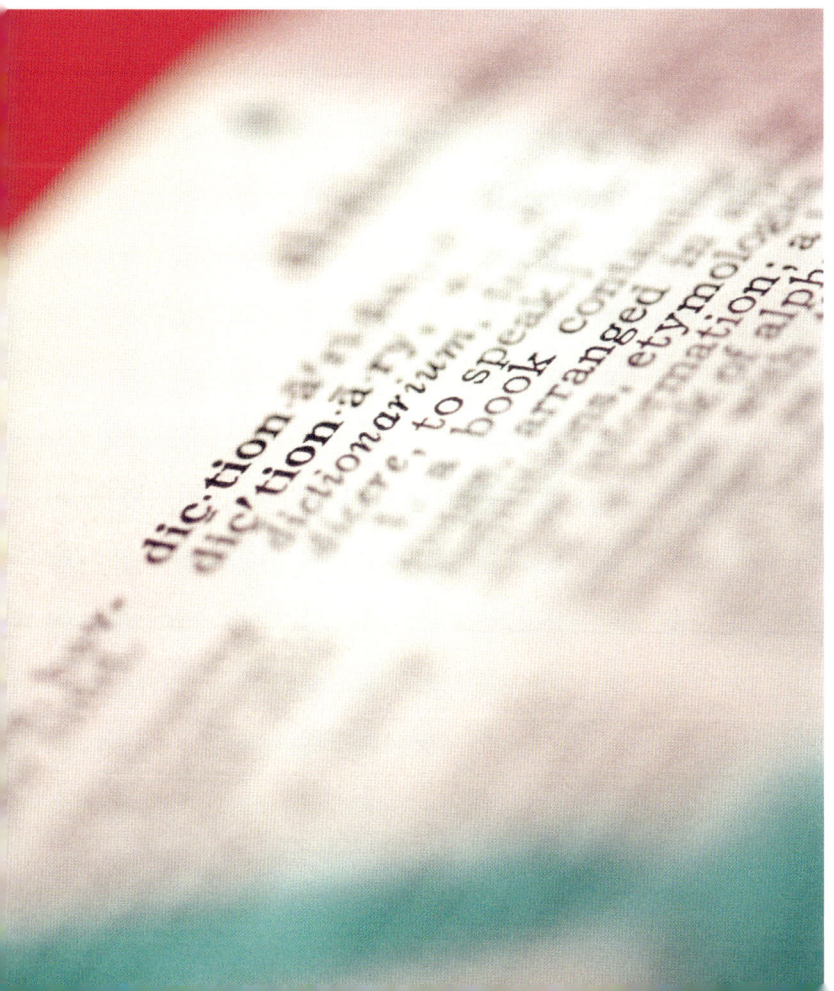

Kleines Lexikon der Fachbegriffe

Anamnese
Vorgeschichte einer Erkrankung; bisheriger Krankheitsverlauf

Antirheumatika
→ nicht-steroidale Antirheumatika

Arthritis
Gelenkentzündung → rheumatoide Arthritis

Arthrodese
Operative Versteifung eines stark schmerzhaften Gelenks, z.B. bei → Arthrose oder auch bei → rheumatoider Arthritis

Arthroplastik
Neubildung durch Bearbeitung defekter Gelenkanteile oder künstliches Material (→ Endoprothese)

Arthrose
Abnutzungserscheinungen an Gelenkflächen, die im Alter vermehrt auftreten und zu Schmerzen und Bewegungseinschränkung führen können

Arthroskopie
Gelenkspiegelung; mit Hilfe eines speziellen optischen Gerätes (Arthroskop) wird das Innere eines Gelenks betrachtet. Gleichzeitig können Proben von Gewebe oder Gelenkflüssigkeit entnommen (→ Punktion) sowie kleinere Operationen durchgeführt werden

Atrophie
Schwund von Organen durch Erkrankung oder Nichtgebrauch. Bei längerem Bewegungsmangel kann es z.B. zum Abbau von Muskulatur kommen (Muskelatrophie)

Autologe Knorpelzelltransplantation
= autologe → Chondrozyten-Transplantation (ACT). Aus körpereigenem, arthroskpisch entnommenem Knorpel werden Knorpelzellen angezüchtet und ins Gelenk gepflanzt. Es bildet sich neuer, → hyalin*artiger* Knorpel

Balneotherapie
Behandlung durch Bäder und andere Wasseranwendungen

Biologics
Gentechnologisch hergestellte Arzneimittel, die in immunbiologische Abläufe eingreifen

Bouchard-Arthrose
Arthrose der Fingermittelgelenke

Chondroplastik
Arthroskopische Knorpel-Knochenanbohrung (der »Grenzlamelle« zwischen Knorpel und Knochen); regt Neubildung von Faserknorpel an

Chondroprotektiva
Arzneimittel, die den Stoffwechsel von Knorpelgewebe günstig beeinflussen und es dadurch kräftigen sollen

Chondrozyten
Knorpelzellen

Computertomographie
Computergestützte Röntgenuntersuchungstechnik, bei der räumliche Bilder von Organen gewonnen werden

Coxarthrose
Arthrose des Hüftgelenks

Coxibe
Neue entzündungshemmende Substanzen, die bevorzugt das Enzym Cyclooxigenase-2 hemmen und zugleich verschiedenartige Gewebereaktionen beeinflussen

Débridement/Abrasionsarthroplastik
Operationsverfahren zur Gelenkbereinigung mit breiterer Gelenkeröffnung zur Entfernung größerer, bewegungseinschränkender → Osteophyten, loser Knorpelteilchen u. a.

Diadynamik
Form der → Elektrotherapie mit Gleichstrom

Elektrotherapie
Behandlung mit Strom, die muskelentkrampfend, durchblutungsfördernd und beruhigend auf überreizte Nerven wirkt

Endoprothese
Künstlicher Gelenkersatz (Prothese), u.a. aus Metall, Keramik, Silikon oder Polyäthylen, der in den Knochen eingepflanzt wird

Gonarthrose
Arthrose des Kniegelenks

Hallux rigidus
Spontane Versteifung des Großzehengrundgelenks

Hallux valgus
Fehlstellung der Großzehe; X-Großzehe oder Ballenzehe

Heberden-Arthrose
Arthrose der Fingerendgelenke

Hüftgelenksdysplasie
Fehlerhafte Entwicklung der Hüftgelenkskörper, die unbehandelt zu Gelenkschäden wie Arthrose führen kann. Diagnose mit der → Sonographie bereits beim Baby in den ersten Lebenstagen möglich

Hyaliner Knorpel

»Optimales« Knorpelgewebe, das neben Eiweiß-fasern (→ Kollagen) besonders viel Wasser ent-hält und dadurch sehr druckelastisch ist. Vorkom-men: Gelenkflächen, Rippen

Hyaluronsäure

Wichtiger Bestandteil des Bindegewebes, des Knorpels und der Gelenkflüssigkeit

Iontophorese

Form der → Elektrotherapie, bei der Salbenwirk-stoffe mit Hilfe von Strom tiefer ins Gewebe ge-schleust werden

Impulsstrombehandlung

→ Transkutane elektrische Nervenstimulation, TENS

Interferenzstrombehandlung

Nemectrodyn; Form der → Elektrotherapie, bei der über verschiedene Wechselstromkreise »Schwingungen« im Gewebe erzeugt werden; wirkt entkrampfend

Kollagen

Eiweißkörper. Kollagene bilden Fasern, die eine stützende Funktion in zahlreichen Geweben wie Binde-, Knorpel- und Knochengewebe erfüllen

Kortikoide

Lebenswichtige Steroid-Hormone aus der Neben-nierenrinde, dazu gehören → Kortisol und → Kor-tison. Spielen u. a. eine Rolle im Eiweiß-Zucker-Stoffwechsel und bei Entzündungsvorgängen

Kortisol

(= Hydrokortison); wichtigstes Hormon der Ne-bennierenrinde; wird wie → Kortison für den me-dikamentösen Einsatz auch synthetisch herge-stellt

Kortison

Hormon der Nebennierenrinde; synthetisch her-gestellt als stark anti-entzündlich und anti-aller-gisch wirkendes Arzneimittel eingesetzt

Magnetresonanztomographie

(= Kernspintomographie); bildgebendes Untersu-chungsverfahren: mit Hilfe eines energiereichen Magnetfeldes werden v. a. Weichteilstrukturen sehr gut dargestellt

Makrophagen

Fresszellen; Gruppe weißer Blutkörperchen, die Fremdstoffe (besonders Bakterien) und abge-storbene Gewebestücke aufnehmen und zer-setzen

Matrix

Grundsubstanz des Knorpels, die von den Knor-pelzellen produziert wird. Setzt sich u. a. aus Wasser und Eiweiß-Zucker-Verbindungen (→ Proteoglykanen) zusammen

Menisken/Meniskus
Halbmondförmige Knorpelscheiben, die zwischen Gelenkkörpern, z. B. im Kniegelenk, für gute Passform und zusätzliche Stoßdämpfung sorgen

Nicht-steroidale Antirheumatika
Die wichtigsten Medikamente in der Arthrosetherapie. Sammelbegriff für verschiedene Arzneistoffe, die stark entzündungshemmend und schmerzlindernd wirken, aber nicht mit Steroiden (→ Kortikoide) verwandt sind

Omarthrose
Arthrose des Schultergelenks

Osteochondraltransplantation
(= OCT) oder Knochen-Knorpelverpflanzung (Knie): Kleine Knochen-Knorpelzylinder werden von wenig belasteten an überbeanspruchte, geschädigte Stellen an den Gelenkrollen des Oberschenkelknochens verpflanzt

Osteophyt
Knöcherne Randanbauten an Gelenkflächen, die als Reaktion auf übermäßigen Druck oder entzündliche Vorgänge gebildet werden

Physiotherapie
Behandlung mit physikalischen Mitteln, wie Wärme, Kälte, Strom (→ Elektrotherapie) oder Bewegung

Prostaglandine
Hormonähnliche Stoffe mit vielfältigen Aufgaben. Spielen u. a. eine Rolle bei Entzündungsvorgängen und beim Aufbau der schützenden Schleimhautschicht im Magen

Proteoglykane
Sammelbegriff für bestimmte Eiweiß-Zucker-Verbindungen, die Knorpel- und Knochengewebe mit aufbauen

Retropatellararthrose
Abnutzung des Knorpelgewebes an der Kniescheibengelenkfläche

Rheumatoide Arthritis
(= entzündliches Gelenkrheuma; früher: chronische Polyarthritis); schmerzhafte Entzündung der Gelenkinnenhaut. Tritt an mehreren Gelenken zugleich auf und zerstört sie

Rhizarthrose
Arthrose des Daumensattelgelenks

Sonographie
Ultraschalluntersuchung

Synovia
Gelenkflüssigkeit, Gelenkschmiere; enthält Schmier- und Nährstoffe, die den Knorpel ernähren und die Gleitfähigkeit der Gelenkkörper verbessern

Synovialis

Gelenkinnenhaut; produziert die Gelenkflüssigkeit (→ Synovia)

**Transkutane elektrische Nervenstimulation,
TENS**

Elektrotherapeutische Schmerzbehandlung. Rei-
zung und »Betäubung« schmerzvermittelnder
Nervenfasern mit Stromimpulsen (Impulsstrombehandlung); schmerzstillend

Wichtige Anschriften

Deutsche Arthrose-Hilfe e. V.
Postfach 110551, 60040 Frankfurt
Tel. 0 68 31/94 66 77
Fax 0 68 31/94 66 78
E-Mail: service@arthrose.de
Internet: www.arthrose.de

Deutsche Rheuma-Liga
Bundesverband e. V.
Maximilianstraße 14, 53111 Bonn
Tel. 02 28/76 60 60
Fax 02 28/7 66 06 20
E-Mail: bv@rheuma-liga.de
Internet: www.rheuma-liga.de

Kontaktbüro:
»Patientenschulung in der Rheumatologie«
c/o pcm
Wormser Straße 81, 55276 Oppenheim
Tel. 0 61 33/20 22
Fax 0 61 33/20 24
E-Mail: rheuma-kontakt@pharmedico.de

Im Internet: Arthrose-Selbsthilfe-Forum:
www. deutsches-arthrose-forum.de

Zu Rheuma:
www.rheuma-online.de
www.rheumanet.org

Österreich
Österreichische Gesellschaft für Rheumatologie
Bundesgeschäftsstelle
Dr.-Boehringer-Gasse 5–11
1121 Wien
Tel./Fax 01/8 03 98 80

Schweiz
Schweizerische Rheuma-Liga
Renggerstraße 71
8038 Zürich
Tel. 01/4 87 40 00
Fax 01/4 87 40 19
E-Mail: srl@srl.ch
Internet: www.rheumaliga.ch

Krankengymnastik/Physiotherapie:
Deutscher Verband für Physiotherapie –
Zentralverband der Physiotherapeuten und
Krankengymnasten (ZVK) e. V.
Deutzer Freiheit 72–74
50679 Köln
Tel. 02 21/98 10 27-0
Fax 02 21/98 10 27-25
E-Mail: info@zvk.org
Internet: www.zvk.org
(Adressen von niedergelassenen
Krankengymnasten)

Stichwortverzeichnis

Stichwortverzeichnis